SCHLANGENBAD

ET SES

EAUX THERMALES.

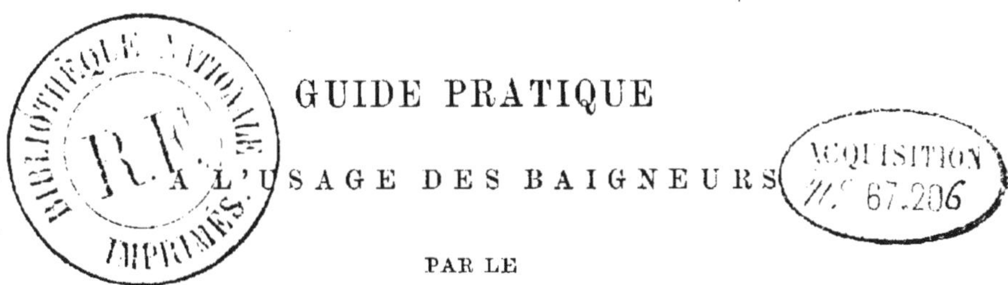

GUIDE PRATIQUE

A L'USAGE DES BAIGNEURS

PAR LE

DR. BERTRAND

MÉDECIN-INSPECTEUR DES EAUX DE SCHLANGENBAD.

SECONDE ÉDITION REVUE ET CORRIGÉE.

WIESBADE

EDMUND RODRIAN, LIBRAIRE DE LA COUR

1874.

Wiesbaden. L. Schellenberg'sche Hof-Buchdr.

PREFACE.

En publiant ce petit livre, je n'ai d'autre but que de faire connaître au visiteur de Schlangenbad tout ce qui peut lui être utile ou l'intéresser.

Il n'est pas facile pour l'auteur d'un tel ouvrage de se tenir dans de justes limites. Tel étranger s'intéressera aux détails qui n'offriront aucun intérêt pour tel autre. Cependant, connaissant assez ce que nos baigneurs désirent savoir, j'ai fait de mon mieux, et j'en appelle à l'indulgence du lecteur, si je ne réponds pas toujours à son attente.

En donnant les indications concernant l'emploi de nos eaux (5e chapitre), j'ai jugé à propos d'ajouter quelques mots sur la nature et les symptômes des principales maladies pour lesquelles Schlangenbad s'est acquis une certaine réputation. J'ai cependant évité d'entrer dans des détails pathologiques qui demandent une connaissance exacte de l'anatomie et de la physiologie, et qui ne serviraient qu'à embarrasser et peut-être à inquiéter les malades.

Il me reste à faire une remarque relative à cette expression: »Eaux indifférentes« dont je me suis souvent servi. Pour éviter des mal-entendus, je dois dire que les médecins allemands désignent ainsi une certaine classe d'eaux thermales. Ces eaux se caractérisent par le peu de principes fixes qu'elles contiennent. Chaque fois donc que le lecteur rencontrera cette dénomination, je le prie de se rappeler que c'est un terme scientifique, ayant rapport à la composition chimique de ces eaux et nullement à leur valeur thérapeutique.

On a souvent accusé les médecins des eaux d'être des panégyristes un peu trop enthousiastes. J'ai tâché d'être vrai dans tout ce que j'ai dit sur Schlangenbad. Toutefois, si j'en ai parlé trop chaleureusement, qu'on me le pardonne et qu'on n'y voie que l'expression de cet attachement qu'on ressent pour un ancien ami.

L'Auteur.

LITTÉRATURE.

Parmi tous les écrits qui ont paru sur Schlangenbad, et dont j'ai fait mention dans mon ouvrage allemand, ceux qui suivent peuvent offrir de l'intérêt pour le lecteur qui n'est pas médecin:

Gründliche Beschreibung des Schlangenbads, worinnen zugleich desselben vortreffliche Tugenden durch auserlesene eigene Observationes bestätiget werden, von Joh. Petro Welcker. Frankfurt 1721.

Amusements des Eaux de Schwalbach, des Bains de Wiesbade et de Schlangenbad. Liège 1739 [1]).

Plusieurs ouvrages du docteur **Fenner,** surtout son **Kurgeschenk** für Brunnen- und Badegäste, 1tes Bändchen.

Bubbles from the brunnens of Nassau by an old man. Frankfort 1835, pag. 153—198 [2]).

Riehl, W. H. Das Schlangenbad, eine historisch-topographische Skizze. Wiesbaden 1851.

Bertrand, Dr. Ueber den Werth der Wildbäder für unsere Zeit. Wiesbaden 1860.

---

[1]) L'auteur de ces curieux Amusements, qui nous donnent une peinture si exacte de la vie des bains de ce temps là, était un français nommé Merveilleux.

[2]) Le nom du spirituel et aimable auteur de ce petit livre qui a fait époque pour Schwalbach et Schlangenbad est Sir Francis Head.

Baumann, Dr. Schlangenbad und Umgegend. Führer für dessen Kurgäste. Darmstadt 1871.

Quant aux ouvrages contemporains qui ne s'adressent qu'à un public de médecins, je citerai les suivants:

Fenner von Fenneberg, Dr.[1]), Schlangenbad und sein Heilwerth. Darmstadt 1840.

Plusieurs rapports et observations des docteurs **Heyfelder, Osann, Reuter, Kniesling, Dietl** et **Bertrand.**

Fresenius, R. Chemische Untersuchung der Quellen zu Schlangenbad. Wiesbaden 1852.

Bertrand, Dr. Schlangenbad und seine Warmquellen, 3te Auflage. Schwalbach 1859.

Baumann, Dr. Schlangenbad. Kurzgefasste, für Aerzte bestimmte Darstellung seiner Wirkungsweise und Indicationen. Wiesbaden 1864.

Baumann, Dr. Schlangenbad au point de vue médical. Wiesbade 1865.

Bertrand, Dr. Briefe aus Schlangenbad. Wiesbaden 1865.

Wolf, Dr. Schlangenbad as a watering place and its medical importance. Wiesbaden 1868.

Wolf, Dr. Schlangenbad und seine Heilkraft. Schwalbach 1872.

---

1) Henri Fenner de Fenneberg a été médecin-inspecteur des eaux de Schwalbach et Schlangenbad depuis 1798 jusqu'à 1849. J'aime à rendre ici témoignage au grand mérite de ce médecin distingué qui par des efforts soutenus sut attirer l'attention des praticiens sur l'importance de ces deux stations.

CHAPITRE PREMIER.

Esquisse topographique de Schlangenbad.

a. Localité.

Ille terrarum mihi præter omnes
Angulus ridet. Hor.

SCHLANGENBAD (bain des serpents) fait partie de la province de Hesse-Nassau (Prusse), cette province si renommée pour sa richesse en sources minérales de toute espèce. Elevé de 925 pieds au dessus du niveau de la mer, il est situé sur le versant méridional du Taunus [1]), sur la belle route qui conduit de Schwalbach au Rhingau.

Caché dans une vallée solitaire entourée d'une ceinture de montagnes boisées, Schlangenbad surprend par son apparition soudaine. C'est pourquoi le touriste anglais E. Wilson avait raison de dire: »Schlangenbad bursts upon you suddenly

---

[1]) Le Taunus comprend tout le pays montagneux entre les vallées du Rhin, du Mein et de la Lahn, mais ordinairement on n'entend sous cette dénomination que la principale chaîne qui commence avec le Johannisberg près de Nauheim, et s'étend du nord-est au sud-ouest jusqu'à Assmannshausen. Schlangenbad est sur la ligne où se trouvent les plus hautes montagnes de cette chaîne.

and is always a surprise, even when you become familiar with the place«.

Schlangenbad est à 5/4 de lieue de Schwalbach, 3 lieues de Wiesbade, 1 1/2 lieue d'Eltville (station du chemin de fer[1]), et se trouve relié à ces villes par des routes faciles et bien entretenues. Il compte 71 maisons et 347 habitans qui, par l'absence totale de terres labourables, n'ont d'autres moyens d'existence que ceux qui leur viennent de l'établissement des bains. La population appartient en parties à peu près égales au culte protestant et au culte catholique. Les protestants sont de la paroisse de Bærstadt, les catholiques forment une paroisse à part.

Toutes les maisons de Schlangenbad sont bâties et meublées pour recevoir des étrangers. Celles qui renferment les établissements thermaux, et trois autres font partie des domaines de l'Etat; elles sont entourées de belles plantations d'arbres[2]) et de fleurs. On les désigne de la manière suivante:

1° Le bâtiment supérieur (oberes Kurhaus), le plus ancien édifice de Schlangenbad. Il renferme au rez-de-chaussée des cabinets de bains, la demeure du médecin-inspecteur et celle de l'intendant; au premier et au second des logements pour les étrangers. Le corridor du premier étage débouche sur la jolie terrasse, bien connue comme prome-

---

[1]) L'administration des chemins de fer de Nassau entretient pendant la saison des communications régulières entre cette station et les bains de Schlangenbad et Schwalbach au moyen d'omnibus commodes. On peut avoir des billets directs pour Schlangenbad dans toutes les stations importantes de l'Allemagne et de l'étranger.

[2]) Nous y trouvons: Liriodendron tulipifera, Broussonetia papyrifera, Bignonia Catalpa, Ailanthus glandulosa, Magnolia purpurea, Amorpha fruticosa, différentes conifères rares, une quantité de plantes grimpantes etc. Les parterres ravissent l'œil par l'éclat de leurs fleurs.

nade et point central de la société des baigneurs. C'est là que notre modeste orchestre, caché sous le feuillage, se fait entendre matin et soir, c'est là qu'on prend le petit-lait et les eaux minerales etc.

Une dépendance du bâtiment supérieur (anciennement unie à ce dernier par une galerie couverte[1]) est le Neubau, qui contient des appartements meublés et le cabinet de lecture.

2° Le Nassauer Hof (Hôtel de Nassau), vaste édifice, orné d'une veranda devant laquelle s'élève un beau jet d'eau. Il s'y trouve de nombreux logements, une grande salle à manger et le restaurant pour les maisons domaniales. Le premier étage donne issue sur un petit pont conduisant dans une allée d'arbres touffus où l'on trouve de petits recoins charmants pour se reposer.

3° Le bâtiment central (mittleres Kurhaus), construit sur un plan plus bas, séparé du batiment supérieur par la route de Schwalbach, est une maison de bains avec de beaux appartements à louer. Du prémier étage un escalier conduit sur la terrasse inférieure, ombragée par un dôme de tilleuls sous lequel nos belles dames s'établissent pour une grande partie de la journée.

4° Le bâtiment inférieur (unteres Kurhaus), nouvelle et grande maison qui contient des bains et des appartements très élégants. Un pont conduit du prémier étage à la terrasse nommée plus haut.

5° Le Berliner Hof, petite maison avec des chambres garnies.

---

[1]) Il n'y a qu'une dixaine d'années qu'on a démoli cette galérie qui servait de »Trinkhalle« pendant le mauvais temps. Des galeries semblables qui charmaient les baigneurs par leurs cabinets saillants, leurs fenètres obliques et leurs petites portes dérobées, conduisaient du bâtiment supérieur à l'église actuelle (alors salle de réunion) et du Neubau dans le Nassauer Hof.

6° Le Schweizerhaus (châlet), jolie petite construction sur la saillie d'une colline, à quelque distance des établissements, offrant une vue charmante sur deux vallons[1]) pittoresques. On ne peut le louer qu'en entier.

Sans compter ces bâtiments, deux longues rangées de maisons particulières, l'une adossée à la montagne, l'autre au milieu de la vallée offrent à l'étranger un grand choix d'appartements à louer. Trois d'entr'elles sont des hôtels (l'hôtel de Paris, l'hôtel Victoria, l'hôtel Planz).

Tout récemment de charmantes villas, bâties par d'anciens habitués de nos eaux, commencent à entourer Schlangenbad, témoins de l'attachement de leurs propriétaires pour notre station.

C'est un tableau gracieux que tous ces bâtiments si bien groupés avec leurs jolis balcons, construits sur le versant d'une montagne, presque dans la forêt même, ainsi que toutes ces allées et ces charmilles du temps des vieux landgraves de Hesse, avec leurs fenètres percées dans le feuillage. Certes, il y a des stations de bains (comme Gastein et Pfeffers) dont le premier aspect est bien plus imposant, mais il n'en est pas moins vrai, que ce petit Schlangenbad exerce à la longue un charme tout particulier qu'on ne saurait décrire. Mon expérience de tant d'années me permet de constater, qu'une saison passée à Schlangenbad s'oublie rarement. C'est pourquoi notre station voit chaque année grandir le nombre de ses amis et, ce qui vaut mieux encore, d'amis constants et dévoués.

Toutes les montagnes qui entourent Schlangenbad (le Bærstadter Kopf, le Hansekopf etc.) sont transformées en promenades. Des sentiers bien entretenus montent en serpentant

---

[1]) Schlangenbad se trouve situé sur le point où la vallée du Warmebach se réunit à celle du Wallufer Bach qui débouche sur le Rhin.

et offrent, à chaque tournant, des vues saisissantes sur ces montagnes formant une chaîne continue, sur ces vallons verdoyants, et sur les bâtiments de l'établissement qui présentent les effets de perspective les plus variés. De distance en distance des bancs invitent le promeneur au repos, et lui permettent de fixer dans son souvenir tous ces aspects divers d'une nature tantôt calme et paisible comme une idylle, tantôt d'une beauté romantique et austère.

Les promenades les plus recherchées sont celles qui conduisent vers la wilde Frau (bloc de rocher dans une gorge étroite et sombre), le Musensitz, le Wilhelmsfelsen, la Wambacher Mühle, Louisenruhe, la schöne Aussicht (élevée de 700 pieds au dessus de Schlangenbad) et la Laurahütte. Quelques unes de ces places sont ornées d'un petit temple rustique.

Riehl, ce fin observateur de la nature, prétend que, quant au nombre et à la variété des sites, auxquels chaque tournant imprime un autre caractère, il n'existe point de bains en Allemagne qui puissent surpasser ceux de Schlangenbad, et l'auteur des Bubbles, ce grand touriste, s'avance jusqu'à dire: »I never remember to have existed in a place which possessed such fascinating beauties«.

b. Excursions.

Les hauteurs du Taunus et ses frais vallons, la proximité de plusieurs villes et de stations thermales intéressantes, le voisinage du Rhin etc. offrent au baigneur de Schlangenbad un si grand nombre de belles excursions qu'il aura de la peine à les faire toutes dans le court espace d'une saison. Je ne puis m'empêcher de citer les plus remarquables:

1° Georgenborn, petit village (avec une auberge) à ½ lieue de Schlangenbad. La route qui y mène est facile et très pittoresque, par conséquent une des plus fréquentées. A quelques pas au delà du village, d'un point nommé Josephinenruhe, on a une vue magnifique sur le Rhin et les villes de Mayence et Castel jusqu'aux chaînes lointaines de l'Odenwald. Deux points plus élevés offrent un aspect plus imposant encore: Ce sont le Rumpelskeller et le rothe Kreuz (1781 pieds) qu'on peut atteindre de Georgenborn en moins d'une heure, soit à pied, soit à dos d'âne. Des abris champêtres y ont été érigés depuis peu.

Au sud de Georgenborn, vers le Rhin, une crête de rocher, le Graue Stein, attire l'attention de chaque promeneur et mérite d'être visitée.

2⁰ Le Chausséehaus, vieille maison de chasse et auberge, sur la route de Wiesbade, au centre de la fôret. Belle vue sur Wiesbade, Mayence, Darmstadt, la Bergstrasse. Il y a là un chêne des plus curieux, appelé Kaisereiche (chêne de l'empereur). Non loin du Chausséehaus, sur le sommet du Schläferskopf, l'on a un ravissant panorama de la chaîne du Taunus.

3⁰ Frauenstein, village à une lieue et demie de Schlangenbad dans une vallée étroite, avec un château en ruines et un tilleul gigantesque. Une légende du pays raconte qu'un jeune chevalier, épris de la fille du Seigneur de Frauenstein, fut tué à cette place, et que sa bien aimée, avant de s'ensevelir dans un couvent, planta ce tilleul au lieu même où le sang de son amant avait coulé. Depuis lors cet arbre ne saurait périr, et aussi souvent qu'on en coupe une branche, il en coule du sang.

Le Nürnberger Hof, point de vue célèbre, est tout près de Frauenstein.

4⁰ Rauenthal, à une lieue de Schlangenbad, vieux village, renommé pour le bon crû de son vin. Le joli sentier qui traverse la forêt est préférable à la grande route. A dix minutes de Rauenthal se trouve la Schöne Aussicht, aussi connue sous le nom de Bobenhausen, avec une vue superbe sur le Rhingau.

5⁰ Kiedrich, village et lieu de pélerinage à une lieue et demie de Schlangenbad. La route est bonne, elle traverse Eltville, mais les cavaliers et les piétons prendront de préférence le beau sentier dans la forêt qui passe près du Hirschsprung. Kiedrich a deux églises remarquables: l'église de St. Valentin, bâtie au 13ᵉ siècle, et la chapelle de St. Michel qui date du 14ᵉ siècle. Cette dernière surtout attire l'attention comme chef d'œuvre d'architecture gothique. Elle a été nouvellement restaurée par la liberalité d'un anglais, grand amateur des arts.

Au dessus de Kiedrich et de sa verte vallée s'élève la ruine du Scharfenstein. Ce château fort brava autrefois la colère de trois empereurs d'Allemagne qui l'ont assiégé en vain. Aujourd'hui c'est Bacchus qui réside autour du Scharfenstein, et le génereux Græfenberger est le nectar qu'il dispense à ses adorateurs.

6⁰ Eberbach, autrefois une abbaye célèbre[1]), dont la situation solitaire, au milieu des bois, a quelque analogie avec celle de Schlangenbad. Eberbach possède encore plus

---

[1]) Ce monastère fut fondé par Adalbert, archevêque de Mayence. Les moines suivaient la règle de St. Bernard, et se distinguaient par la pureté de leurs mœurs, par leur humanité et par un sage système de colonisation. La faveur des grands sut faire d'Eberbach le plus riche couvent du pays, et peu à peu seize autres maisons religieuses se soumirent à son contrôle. La guerre des paysans et la guerre de 30 ans le frappèrent au cœur. En 1631 Oxenstierna y prit son quartier d'hiver. La communauté fut séquestrée en 1803. L'eglise, qui n'est plus qu'une partie du magnifique édifice d'autrefois, renferme les tombeaux de plusieurs comtes et archevêques; elle mérite d'être visitée de même que les cloîtres, les dortoirs et les portraits des abbés. — Outre le sentier à travers la forêt (2 lieues) une grande route en très bon état conduit de Schlangenbad à Eberbach.

d'un trésor pour l'amateur des souvenirs historiques et de l'art du moyen-âge, ainsi que pour le connaisseur en vins généreux. Ses caves renferment les fameux vins connus sous le nom Cabinetsweine, les produits les plus riches en bouquet du Steinberg et du Marcobrunnen. Le Steinberg est dans le voisinage d'Eberbach, de même que le Boss (beau point de vue) et l'Eichberg (grande maison d'aliénés).

7⁰ La Hallgarter Zange, sommet de montagne assez élevé (1720 pieds) avec une vue incomparable sur le haut et le bas Rhingau. Mais, comme de Schlangenbad il faut 2 heures pour faire ce trajet, tant à pied qu'à dos d'âne, les vaillants peuvent seuls entreprendre cette excursion.

8⁰ Le Rhingau[1]), cet admirable pays qui a fait dire au poëte Gerning qu'il lui semblait être une partie du ciel, tombée sur la terre. Le chemin de Schlangenbad jusqu'à la porte du Rhingau, près du village Neudorf, n'est que d'une lieue; il traverse la jolie vallée du Wallufer Bach, en passant la Klinge[2]) et quelques bâtiments de l'ancien couvent de Tiefenthal[3]). Aucun de nos baigneurs ne

---

[1]) Gau désignait anciennement tout un district. On avait alors un Meingau, un Lahngau et cent autres Gau. Le nom de Rhingau est seul resté, et l'on comprend sous cette dénomination toute la partie de la rive droite du Rhin entre Walluf et Lorch. Kiedrich et Eberbach, mentionnés plus haut, font aussi, à vrai dire, partie du Rhingau.

[2]) La Klinge est un rocher, faisant saillie vers la grande route; il formait autrefois les limites du Rhingau. Il y avait là une passe fortifiée qui défendait le Rhingau contre des aggressions ennemies: une muraille protégée par une tour, sous laquelle une voûte permettait seule le passage. Des deux côtés des fossés et des remparts se reliaient à la passe, ce qui, joint encore à l'étroitesse de la vallée, lui donnait une certaine importance. Il y a une quarantaine d'années que la tour fut démolie.

[3]) Ce couvent de religieuses a subsisté de 1163—1803. Les ruines pittoresques de l'église ont été malheureusement détruites.

devrait manquer de visiter l'un ou l'autre de ces endroits, renommés à si juste titre. A l'aide d'une voiture une après-midi suffit pour ces courses. Eltville[1]) avec ses charmantes villas; Niederwalluf, si agréable pour passer quelques heures tout près des bords du Rhin; le Johannisberg avec sa vue majestueuse; enfin Ruedesheim et son vieux château, la Brœmserburg, méritent surtout d'être vus.

9° Les bains de Wiesbade et de Schwalbach. Particulièrement entre ce dernier et Schlangenbad les relations sont très suivies. Ce qui est fort naturel, car il ne faut pas oublier les rapports intimes qui existent entre ces deux bains, qui se suppléent souvent, appartenant pour ainsi dire l'un à l'autre[2]). Les piétons et les personnes qui vont à dos d'âne feront bien de choisir le chemin qui touche Bærstadt[3]) et qui vous mène à travers les bois. Il vaudrait la peine d'étendre une de ces excursions au delà de Schwalbach, de parcourir la vallée romantique de l'Aar, d'aller au moins

---

[1]) Eltville (Alta villa) est une des plus anciennes localités du Rhingau. On présume qu'il s'y trouvait un des 50 castels que Drusus avait fait ériger près du Rhin. Au moyen-âge c'était la résidence des Electeurs de Mayence, qui ont bâti le grand château dont une tour existe encore. C'est dans son enceinte que Guenther de Schwarzburg doit avoir renoncé à la couronne et bu la coupe empoisonnée. Tout près d'Eltville se trouve le bourg Erbach avec un musée de peintures et de sculptures, appartenant à la Princesse Marianne des Pays-bas.

[2]) Autrefois on le comprenait si bien, que dans les anciens livres, qui traitent de ces deux bains, Schwalbach et Schlangenbad sont toujours nommés ensemble. Les visiteurs de Schwalbach allaient alours souvent à Schlangenbad pour s'y baigner, tandis que ceux de Schlangenbad venaient prendre les eaux à Schwalbach. Voyez: Dr. Genth: Der Kurort Schwalbach.

[3]) Bærstadt mérite une visite, parceque c'est ce village qui a donné à notre établissement son premier nom de baptême. Schlangenbad se nommait jadis le Bærstadter Bad (bains de Bærstadt).

jusqu'à Adolfseck, ce petit coin de terre si pittoresque, si paisible, dont les murs écroulés nous racontent encore les dévouements d'un amour de femme [1]). L'amateur du sublime doit cheminer plus loin dans la vallée, vers la ruine de Hohenstein [2]), si témérairement assise sur un roc élevé dominant un précipice profond; l'impressión en est saisissante.

c. Climat et salubrité de Schlangenbad. — La saison.

Notre climat est celui d'une contrée montagneuse de moyenne hauteur. L'air pur et vivifiant de nos montagnes est à la fois frais et assez doux pour ne pas irriter les poitrines délicates. Schlangenbad est protégé contre l'âpreté du vent par des hauteurs (de 700 à 800 pieds d'élévation au dessus du sol) qui l'entourent de trois côtés, il est de même à l'abri des courants d'air par la position latérale de la vallée. Il est rare de voir changer brusquement la température; elle est en moyenne plus élevée qu'à Schwalbach et plus basse qu'aux bords du Rhin, quoiqu'on ait fait souvent l'observation que, lorsque le Rhin est couvert de glace, la température de Schlangenbad est plus haute que celle de la vallée du Rhin. Le printemps commence de bonne heure à Schlangenbad, et l'été ne fatigue pas par des chaleurs suffocantes ou par une trop grande sécheresse. Les montagnes voisines attirent les nuages, et après une ondée rafraîchissante le soleil reparait aussitôt et sèche d'une manière surprenante le sol en pente, riche en gravier. Les matinées sont chaudes,

---

[1]) Poëtique légende des amours de l'empereur Adolphe et d'Imagina.

[2]) Il est étonant que la vallée de l'Aar reste inconnue à la plupart de nos étrangers. Adolphseck et Hohenstein sont cependant faciles à visiter en voiture dans une après-midi, et une telle excursion serait souvent plus salutaire que ces courses fréquentes à Wiesbade.

mais les soirées parfois fraîches. A la fin de l'automne les brouillards sont fréquents.

Une preuve de la douceur de notre climat c'est la longue durée de nos fleurs. Souvent au mois de novembre les roses fleurissent encore dans nos parterres.

Il est inutile d'insister sur l'action rafraîchissante et purifiante qu'exerce sur l'athmosphère de Schlangenbad la riche végétation, surtout les forêts de hêtres qui s'avancent jusqu'aux habitations, et les ruisseaux (le Wallufer Bach et le Warmebach) qui arrosent les deux vallées. On peut dire que Schlangenbad est aussi favorisé par son climat que par sa situation.

La salubrité de ce lieu ne laisse rien à désirer. Les maladies endémiques y sont inconnues, et en fait d'affections épidémiques il n'y a guère que celles qui appartiennent à l'enfance. Les fièvres intermittentes et typhoides sont rares [1]). Jusqu'ici le choléra ne s'est montré dans aucun des bains de Nassau.

Notre saison commence vers le milieu du mois de mai et dure jusqu'à la fin de septembre [2]). Le nombre des étrangers a atteint dans les derniers étés le chiffre moyen de 2000. A ce chiffre c'est l'Allemagne du nord qui fournit le plus grand contingent, puis viennent la Russie et la Pologne. Les Français sont devenus assez rares depuis la guerre de 1870, par contre le nombre des Anglais va en augmen-

---

[1]) Je ne veux pas supprimer la remarque que depuis quelques années les cas de fièvre gastrique et même typhoide ont été plus fréquents qu'autrefois. On a fait la même observation à Schwalbach.

[2]) C'est précisément le mois de septembre qui se distingue dans nos montagnes par un temps beau et constant, et nos forêts sont alors ravissantes à voir avec leur feuillage nuancé. Mais je regrette d'avoir à dire, que Schlangenbad est presque désert à cette époque, tandis qu'aux mois de juillet et d'août la foule s'y presse.

tant. L'Espagne, l'Italie, les principautés du Danube, les deux Amérique, les Indes, tous ces pays nous envoient chaque année quelques hôtes.

Les bains de Schlangenbad passent pour être le rendez-vous de la haute aristocratie; un coup d'œil jeté sur la liste des étrangers confirme cette opinion. Mais chaque baigneur, quelque modeste que soit sa position, est sûr de trouver un bon accueil; il fera peut-être mieux de ne pas choisir pour sa cure les mois de juillet et d'août, où l'affluence des visiteurs fait quelquefois hausser les prix. Les bâtiments du domaine contiennent, outre les logements des employés, 250 chambres garnies, louées à prix fixe. Les maisons particulières renferment près de 600 appartements à louer (à des prix qui varient), dont le comfort est à même de satisfaire à toute exigence raisonnable. On peut en dire autant pour toutes les autres nécessités de la vie. Vous trouvez une table d'hôte qui peut rivaliser avec celles des bains voisins, un cabinet de lecture bien fourni en journaux politiques allemands et étrangers, une bibliothèque circulaire, une poste aux lettres dont le service est bien organisé et un bureau télégraphique (ouvert seulement le jour). On peut avoir de bonnes voitures à prix fixe en assez grand nombre, des montures prêtes à toute heure etc. Quant aux moyens de transport pour des personnes faibles, comme chaises roulantes, chaises à porteurs, il faut avouer qu'en nombre et construction elles laissent à désirer.

Pour satisfaire aux besoins religieux, des services divins, protestants et catholiques, sont célébrés régulièrement dans une simple chapelle.

Il ne faut pas venir chercher à Schlangenbad les plaisirs bruyants. Les matinées sont remplies par les exigences de la cure, et les après-midis se passent en promenades ou en causeries sur la terrasse. Par une belle journée cette place offre un tableau riant et animé par toutes ces caravanes de baigneurs de Schwalbach et de Wiesbade. Quelquefois des troupes de Tyroliens y font entendre leurs chants nationaux. Enfin, les jours s'écoulent sans qu'on s'en aperçoive trop, et l'on pourrait croire, comme disait une de mes malades, que l'homme vit ici selon le conseil de l'évangile à la façon des lis ou des oiseaux du ciel.

CHAPITRE II.

Aperçu historique sur Schlangenbad.

Les premiers renseignements sur Schlangenbad datent du milieu du 17e siècle. Tabernæmontanus, qui mit Schwalbach en vogue, ne fait aucune mention de nos sources. Nous en trouvons la première notice dans le livre intitulé: Topographia Hassiæ, par Merian 1640 [1]). Ni les bains ni le village de Schlangenbad n'existaient alors, il y avait seulement 3 moulins, appelés les moulins chauds (die warmen Mühlen), parceque les sources thermales jaillissaient dans leur voisinage. Ces sources étaient sur le territoire de la Hesse, dans le bas-comté de Catzenelnbogen, mais tout près des frontières de Nassau et de l'electorat de Mayence, le Warmebach mentionné plus haut formant les limites entre l'ectorat de Mayence et la Hesse [2]). Les sources appartenaient à la commune de

---

[1]) »Eine halbe Stund von Berstatt ist eine milchwarme Quell, dem Pfeffers Badwasser gleich« (à une demi-lieue de Baerstadt on trouve une source ayant la température du lait, semblable aux eaux thermales de Pfeffers).

[2]) Merian raconte que les terres de Mayence, de la Hesse et des deux comtés de Nassau se touchaient ici au point, que les souverains de quatre pays différents pouvaient se mettre à une même table et chacun d'eux se trouver néanmoins sur son propre territoire.

Bærstadt, et leurs vertus salutaires ont été découvertes, selon la tradition, par une génisse malade. Ce qu'il y a de certain, c'est que le Landgrave Moritz avait eu l'intention de les faire encaisser, et de faire construire un grand bâtiment pour recevoir des malades, mais les troubles de la guerre l'empêchèrent d'exécuter ce projet. La Landgrave Sophie Eléonore [1]), d'après ce que nous raconte le vieux Welcker, fut la première qui fit analyser l'eau de Schlangenbad par de savants chimistes et médecins. En 1657 un médecin de Worms, le docteur Paul Benjamin Gloxin, rendu peut-être attentif par cette analyse, conclut avec la commune de Bærstadt ce marché célèbre, par lequel cette dernière lui concédait comme propriété toutes les sources de Schlangenbad avec une notable annexe de bois pour deux muids de vin de Worms et le droit à perpétuité, pour tous les habitants de la commune, d'user à discrétion des bains que le docteur s'engageait à construire. Il ressort de cet acte de donation [2]), que le Dr. Gloxin avait le projet de faire construire une maison de bains de 120 pieds de long sur 40 pieds de large. On ne sait si le rusé docteur fit de bonnes affaires; en tout cas il ne resta pas longtemps en possession des sources, car il résulte des recherches faites dans les archives de Cassel, que le Landgrave Ernst de Hesse-Rheinfels en avait fait présent »comme marque de sa faveur«, au bailli Wirth de Hohenstein [3]). Celui-ci fit encaisser la source supérieure et capter superficiellement toutes les autres, mais son entreprise ne fut pas couronnée de succès. Les galeries s'écroulèrent et les constructions n'avançaient pas. Mais enfin en 1694 Charles, Landgrave de Hesse-Cassel, acheta du bailli

[1]) Epouse de Georges II, Landgrave de Hesse-Darmstadt.

[2]) La commune de Bærstadt a conservé ce curieux document. J'en ai donné une copie textuelle dans mon livre allemand.

[3]) Voyez: Dr. Genth: Geschichte der Stadt Schwalbach. Nous devons à ses recherches dans les archives de Cassel des notions fort intéressantes sur notre établissement.

Wirth, pour 600 Thaler, toutes les sources et le peu de bâtiments achevés. A dater de cette époque la maison de Hesse en garda la possession.

Au 17e siècle nos bains étaient généralement nommés »bains de Bærstadt«, cependant le nom de Schlangenbad[1]) parait déjà en 1657. Ce n'est qu'après la construction du »Hessische Haus« (maison de Hesse) par le Landgrave Carl[2]), que Schlangenbad fut compté au nombre des établissements de bains. Cette maison (le Kurhaus supérieur d'aujourd'hui) ne contenait d'abord que 3 bains et quelques logements avec cuisine, cave et écurie. Mais dès les premières années le nombre des malades s'accrût tellement, que les bains furent élevés au nombre de 8 et les logements à 50, qu'on nomma

---

[1]) Ce nom vient sans doute des serpents nombreux qu'on trouve dans les vallées et les montagnes environnantes et surtout dans le voisinage des sources. Ils appartiennent à l'espèce innocente et facile à apprivoiser des Elaphis flavescens Scop. Ce reptile, originaire du midi de l'Europe, atteint une longueur de 3 à 5 pieds, sa partie supérieure est d'un jaune grisâtre, sa partie inférieure d'un jaune blanchâtre, sur chaque côté de la tête il a une tâche jaune. Le naturaliste Dr. de Heyden prétend qu'il est identique au célèbre serpent d'Epidaure ou d'Esculape, regardé comme symbole de cette divinité bienfaisante. Il nous raconte que sous le consulat de Q. Fabius et de C. Brutus, alors que la peste régnait à Rome, on avait fait venir beaucoup de serpents d'Epidaure pour les exposer dans l'île du Tibre, où ils furent adorés. Selon lui cette espèce de serpents se trouve encore de nos jours en grand nombre aux environs de Rome et aurait été apportée à Schlangenbad par les Romains.

[2]) C'est d'après ce prince, connu comme grand amateur de constructions, que pendant quelque temps Schlangenbad fut appelé Carlsbad. Mais en réalité le bâtiment nommé ci-dessus fut érigé par un marchand de Francfort, J. P. Vermeeren, qui est cité comme fermier de Schlangenbad jusqu'en 1715. Il payait comme tel 1200 Reichsthaler par an.

un surveillant des bains, un intendant avec le glorieux titre de »Burggraf« et un médecin inspecteur [1]). Ce dernier, auquel on avait adjoint un pharmacien et un chirurgien, nous raconte qu'on avait pris toutes les mesures imaginables pour les besoins et les amusements des baigneurs en faisant venir force »traiteurs, bouchers, boulangers, forgerons et autres Requisita de cette espèce«.

Mais bientôt toutes ces localités ne suffirent plus à la foule des visiteurs. C'est pourquoi François, Electeur de Mayence, érigea en 1701, sur son propre territoire et vis-à-vis du Hessische Haus, un grand bâtiment nommé Mainzischer-Hof [2]), et l'organisa de telle sorte »que grands et petits purent y loger, faire simple ou bonne chère, chacun à sa guise et selon son bon plaisir«. La dessus, pour ne pas rester en arrière du voisin, la maison de Hesse fut réparée de fond en comble, meublée à neuf et les appartements les plus distingués furent »même tapissés!« C'est aussi dans ce temps qu'on planta ces allées que nous admirons aujourd'hui.

Nous voilà arrivés à l'époque brillante de Schlangenbad. Dans peu de temps il parvint d'une manière surprenante à s'élever au premier rang des bains de luxe d'Allemagne, et resta, ainsi que Schwalbach, pendant bon nombre d'années, le rendez-vous de la plus haute société de tous les pays de l'Europe. Pour se faire une idée juste du Schlangenbad d'alors, il faut lire les relations des témoins oculaires (surtout celle du français Mervilleux), les longues listes de princes, comtes,

---

[1]) C'était le savant docteur Joh. Pet. Welcker, qui avait fait de grands voyages et exercé son art dans plusieurs villes, entr'autres aux bains d'Ems. Il atteignit l'âge de 90 ans. C'est à lui que nous sommes redevables de la plupart des notices historiques sur Schlangenbad.

[2]) C'est le Nassauer-Hof actuel.

hauts dignitaires de l'église [1]), de dames et de cavaliers distingués. Une fois entr'autres, on y vit en même temps trois Electeurs avec toute leur cour. L'Electeur de Mayence avait coutume d'amener au moins 50 grenadiers comme gardes-du-corps. Un vieil invalide signalait l'arrivée de chaque carosse par un coup de canon et attirait ainsi tous les baigneurs aux fenêtres [2]). Schlangenbad avait des salles de conversation et de jeu, la danse et la musique n'y manquaient pas, et tous ceux, qui nous ont transmis des notices sur ce temps-là, s'accordent dans leurs plaintes sur le luxe et la débauche qui y régnaient, ainsi que sur le grand nombre de chevaliers d'industrie qui surent s'y introduire. Il est donc évident que la cure s'y faisait tant bien que mal, car le vieux Welcker se plaint »de ces promenades du soir, prolongées sans mesure dans les allées«, et l'auteur des piquants »Amusements« raconte que c'étaient justement ces promenades au clair de lune dans les bosquets touffus, qui jouaient un grand rôle dans la vie des baigneurs. Le matin à six heures on prenait »das Schlangenbrünnlein«, ou les eaux de Schwalbach, de Selz ou d'Ems, à 11 heures on dinait dans »le Mainzische-Hof«, on soupait à 6 heures. Dans les piscines on se baignait bien souvent en commun. Près de chaque bain le feu pétillait dans des cheminées, et les étrangers de Schwalbach qui venaient en foule se baigner dans ce »bain des serpents« trouvaient des appartements particuliers pour se reposer.

Un évènement, survenu au beau milieu de cette joyeuse

---

[1]) On dit que les grands prélats aimaient de préférence notre Schlangenbad, et que c'étaient eux qui donnaient le ton dans les cercles de la haute société. La proximité de la cour ecclésiastique de Mayence explique ce fait.

[2]) »Cette petite artillerie fait un bruit épouvantable au milieu de ces collines et à la faveur des échos qui retentissent de tous côtés.« Amusements des Eaux de Schwalbach et de Schlangenbad, pag. 39.

vie de nos baigneurs, fut en 1700 l'invasion de Lacroix, hardi partisan français, et l'enlèvement du Grand-maître de l'ordre Teutonique (le prince François Louis de Pfalz-Neubourg) et d'un prince de Mecklenbourg, ainsi que leur délivrance par les paysans de Bærstadt [1]).

Neuf ans plus tard, un autre coup de main vint troubler de nouveau la vie paisible de nos habitants. C'était en 1718; les Landgraves de Rotenburg, Wilhelm l'âiné et Wilhelm le jeune, après avoir vainement réclamé de Cassel la cession volontaire des bains de Schlangenbad, firent chasser de force le »Burggraf Peterkunkel«, et jeter tous les lits et meubles hors des maisons du domaine. Alors un décret de Cassel ordonna de s'opposer à ces violences en employant la force contre la force (gegen diese gewaltthätige turbationes sich zu setzen und vim vi zu repelliren). L'éxecution de ce décret fut couronnée de succès.

L'état florissant de Schlangenbad dura jusqu'au commencement de la révolution française. En 1740 le Landgrave Frédéric I fit ériger le Neubau, et en 1764 la construction du Kurhaus inférieur fut entreprise par le Landgrave Wilhelm

---

[1]) Dans la mêlée qui eut lieu dans le Mainzischer-Hof, le chef de partie fut tué par un coup de pistolet de la main du Grand-maître; l'échanson de ce dernier, ainsi que son maréchal (un seigneur de Westernach) restèrent morts sur la place. Dans les régistres de la paroisse de Bærstadt on trouve une notice certaine sur ce fait, écrite par le curé d'alors, Mr. Zippelius. Il rapporte que la troupe se composait de 50 hommes, qu'elle avait complètement pillé les deux bâtiments et emporté beaucoup d'argent et de pierreries, que le tocsin avait appelé au secours toutes les communes environnantes, que dans le combat qui eut lieu entre Kiedrich et Rauenthal, et qui délivra les princes, 4 bourgeois du Rhingau et 2 de Bærstadt furent tués. Dès lors, pour rassurer les baigneurs, on posta durant la saison des sentinelles sur les deux bords du ruisseau qui séparait le territoire de la Hesse de celui de Mayence, coutume qui fut suivie pendant bien des années.

VIII, mais elle ne fut pas achevée. En 1748, un médecin de Francfort, nommé Pasquay, publia sur l'eau de Schlangenbad une analyse physique et chimique très exacte pour ce temps là. On expédiait alors cette eau en très grande quantité; elle se prenait aussi bien pure que mélangée et servait aussi à l'usage de la toilette. Le docteur Joh. Sam. Carl [1]), médecin de la cour de Danemark, nous apprend que Frédéric I, roi de Suède, en recevait chaque année 4000 cruchons. On en expédiait de même de grandes quantités à Hesse-Cassel, à la cour de la princesse de Taxis et dans beaucoup de villes de l'étranger. Aussi longtemps que Charles VII tint sa cour impériale à Francfort, on y envoyait toutes les trois semaines, d'après l'ordonnance des médecins, trois cents grandes cruches.

Dès le début de la révolution française la splendeur de Schlangenbad alla en décroissant. Déjà dans les années qui suivirent 1780, le célèbre M. G. Thilenius se plaignait de ce que ce beau Schlangenbad était presque délaissé et que la vertu de ses sources paraisait oubliée. Il faut que cette décadence ait marché vite, puisqu'à la fin du siècle elle fut si complète que même aucun médecin n'y résidait pendant la saison. Les rares malades qu'on y rencontrait encore devaient avoir recours à celui de Schwalbach; les établissements et les promenades étaient négligés, ces bains enfin étaient abandonnés [2]). Parmi le petit nombre d'habitués qui restèrent

---

[1]) Cet enthousiaste panégyriste de notre eau la place au dessus du vin du Rhin: »Quel est le plus sûr Balsamus vitæ, non seulement pour les malades, mais aussi pour les personnes bien portantes? Le vin du Rhin ou l'eau de Schlangenbad? Celui-là a une onctuosité chaleureuse et ardente, celle-ci une qualité aqueuse douce et balsamique; ce n'est qu'avec crainte qu'on fait usage du premier, la seconde peut-être prise en toute sécurité«. Voilà certes un singulier parallèle!

[2]) Sur l'état de Schlangenbad à la fin du siècle dernier voyez les descriptions du témoin oculaire Fenner dans son »Schlangenbad und sein Heilwerth«.

fidèles à Schlangenbad le Landgrave Frédéric de Hesse-Hombourg mérite d'être nommé; il y vint 40 à 50 ans de suite[1]), presque toujours accompagné de son beau-frère le Landgrave Christian de Darmstadt.

Pendant les longues annés de guerre qui suivirent, bien qu'elles envoyassent quelques baigneurs français, l'établissement ne put ni se relever ni même suffire à son entretien. Schlangenbad passa de main en main et resta partagé entre différents maîtres. La partie qui appartenait à l'Electorat de Mayence échut à Nassau par un arrêté du congrès de Ratisbonne, et l'occupation de Cassel par Jerôme Bonaparte mit la partie hessoise sous la domination française. Le Mainzische-Hof fut affermé, le Kurhaus inférieur servit quelque temps de demeure à un fonctionnaire français; il fut même sur le point d'être vendu pour la somme de 10,000 florins et d'être changé en tannerie[2]). Durant les années 1813 et 1814 il servit d'hôpital militaire. Le revenu net de l'établissement montait sous le gouvernement français à 50 ou 55 florins par année.

Après la chute de Napoléon, la Hesse rentra en possession de sa part de Schlangenbad, mais par le traité de Vienne en 1816, tout le bas-comté de Catzenelnbogen passa à la maison de Nassau.

C'est à la prise de possession de Schlangenbad par les ducs de Nassau que se rattache la régéneration de nos bains. Les sources minérales de toute espèce qui abondaient dans ce duché nouvellement créé, ne purent manquer d'attirer l'attention de son gouvernement, et la paix, si longtemps désirée,

---

[1]) Sa famille lui a érigé, à l'entrée de Schlangenbad, un simple monument ombragé par des platanes.

[2]) Ce ne fut que par l'intervention du sous-gouverneur français Mr. Pietsch, que la vente échoua et que le beau bâtiment nous fut conservé.

facilita les moyens de tirer partie de ce trésor, tant pour la prospérité du pays que pour le bien de l'humanité souffrante. Le jour de la résurrection se leva donc enfin pour Schlangenbad, quoique son réveil n'eût lieu qu'après celui de ses sœurs plus superbes, Ems et Schwalbach. On commença à l'élever au rang de commune, puis on nomma un intendant ducal, on acheva la construction du Kurhaus inférieur, augmenta le nombre des cabinets de bains, et fit réparer et meubler à neuf tous les autres établissements. Des bâtiments inutiles furent démolis pour donner plus de jour à l'étroite vallée, on les remplaça par de jolies plantations, en ayant soin de conserver les charmilles du vieux temps comme souvenirs historiques. Les chemins de communication entre Schlangenbad, Schwalbach et Wiesbade, vrais casse-cous, se changèrent en grandes routes fort commodes. Enfin Schlangenbad eut aussi son médecin particulier et une pharmacie.

Toutes ces réformes obtinrent le meilleur résultat quant à la vogue de nos bains. Déjà vers 1830 les bâtiments du domaine ne suffirent plus au concours des visiteurs, et l'on vit s'élever chaque année de nouvelles maisons particulières.

En 1844 l'établissement du petit-lait fut fondé grâce à l'instigation de mon prédécesseur, le docteur Kniesling. L'année 1852 nous valut, avec l'arrivée de l'impératrice de Russie, non seulement une splendeur inaccoutumée mais aussi beaucoup d'améliorations. Dans les années qui suivirent, le Nassauer-Hof fut presque totalement rebâti, on étendit les promenades et on fraya des chemins commodes vers des points de vue jusqu'alors inaccessibles. L'envie de bâtir s'empara vivement des particuliers et nous valut toutes ces jolies maisons de campagne que nous voyons maintenant. Enfin, en 1865 le gouvernement fit poser les fondements d'une troisième maison de bains.

Au beau milieu de cette prospérité croissante tomba la

guerre de 1866, et la saison de cette année nous amena plus de soldats que de baigneurs. Heureusement l'interruption ne fut pas de longue durée: car après l'annexion du duché de Nassau au royaume de Prusse le nouveau gouvernement montra le même intérêt pour notre établissement que le gouvernement déchu. Maintes améliorations en furent la preuve, entre autres l'agrandissement et l'embellissement des promenades, l'érection d'une colonne météorologique, l'augmentation des sources d'amusement pour les étrangers, l'arrangement plus élégant des cabinets de bain, enfin la nomination d'un commissaire royal pour la saison et d'un comité chargé de veiller sur les intérêts de l'établissement. En même temps la construction de la nouvelle maison de bains fut continuée et terminée en 1868.

Depuis sa renaissance Schlangenbad a compté au nombre de ses visiteurs beaucoup de noms intéressants de savants, d'artistes, de poètes, d'hommes d'état et de généraux, sans faire mention des princes et des souverains. Le docteur Fenner nous donne, dans plusieurs de ses écrits, des listes de ces célébrités que les derniers vingt ans me permettraient d'augmenter considérablement.

On peut juger de l'état de notre saison actuelle par les notices statistiques qui suivent. Je les ferai précéder de la remarque que dans les années 1840 à 50 le nombre des étrangers montait à 800, et que le chiffre moyen dans les années 1850 à 60 était de 12 à 1400.

Années.	Nombre de bains donnés.	Nombre des baigneurs.
1864	13703	1492
1865	17660	1906
1866	6041	640
1867	17432	1900
1868	18428	1960
1869	18000	1924
1870	10487	1119

Années.	Nombre de bains donnés.	Nombre des baigneurs.
1871	17547	1900
1872	20069	1959
1873	20043	1876

La quantité d'eau thermale expédiée chaque année monte au terme moyen de 6000 cruchons. Elle va principalement à Berlin, Petersbourg, Moscou et Paris.

CHAPITRE III.

Les sources et les établissements thermaux. Moyens accessoires de la cure.

Au point de vue géologique Schlangenbad est situé sur la limite qui sépare les deux roches métamorphiques qui constituent la chaîne du Taunus proprement dit, le quarzite et le schiste à sérécite. Nos sources jaillissent des fentes du quarzite; on ne connait jusqu'ici qu'une seule autre source qui en provienne, celle d'Assmannshausen. La quantité minime de principes fixes contenus dans ces deux sources prouve; que les eaux chaudes, légèrement acidulées, ne dissolvent dans leur trajet souterrain que les substances solubles du quarzite et peut-être de son ciment.

Schlangenbad possède de nombreuses sources dont surtout les suivantes sont en usage:

1° Les trois sources du bâtiment supérieur qu'on désigne par les noms de vordere, mittlere et hintere Quelle. Elles sont dans le rocher auquel ce bâtiment est adossé, encaissées pour ainsi dire dans des espèces de grottes, et servent à alimenter les bains. La première de ces sources approvisionne aussi la fontaine dite »le Brünnchen« et fournit la grande chaudière, dans laquelle l'eau thermale est chauffée.

2° La Röhrenbrunnen-Quelle. Elle suit les précédentes dans la direction de l'Est et alimente la buvette placée au pied de la terrasse.

3° Les trois sources du bâtiment central, nommées également vordere, mittlere et hintere Quelle. Elles sont recueillies dans trois réservoirs ou bassins voûtés, assez vastes et profonds, qui sont dans le rocher à quelques pas du bâtiment et servent à l'alimentation des bains placés au Nord de cet établissement.

4° La Schachtbrunnenquelle qui jaillit dans une galerie souterraine à côté de la maison centrale des bains, et tout près d'elle:

5° La Pferdebadquelle, la source la plus abondante de Schlangenbad.

Les sources 4 et 5 contribuent à alimenter les bains des maisons centrale et inférieure. La Schachtbrunnenquelle fournit en outre l'eau de la fontaine à laquelle puisent les malades qui doivent boire l'eau thermale [1]).

L'eau de toutes les sources thermales possède les propriétés suivantes qui leur sont communes:

1° Elle est d'une transparence, d'une limpidité extrême; examinée en masse elle offre une teinte légèrement bleuâtre[2]).

2° Elle est denuée d'odeur.

3° Sa saveur est douce, nullement désagréable, avec un arrière-goût très légèrement amer.

4° Elle parait extrêment onctueuse au toucher, presque grasse [3]).

---

[1]) Cette fontaine est ornée d'une tablette de marbre qui porte l'inscription: »Schlangenbader Trink- und Heilbrunnen«.

[2]) L'eau conserve toute sa limpidité qu'elle soit exposée à l'air, ou qu'on la fasse bouillir. C'est par sa teinte bleuâtre qu'elle fait paraître la peau du baigneur d'une blancheur éblouissante.

[3]) »It is about as warm as milk but infinitely softer; and after dipping the hand into it, if the thumb be rubbed against the fingers, it may be said to ressemble satin« (Bubbles).

5° Puisée à la source même, elle ne dégage pas de bulles d'air; prise des tuyaux dont elle s'échappe, elle montre quelque dégagement gazeux.

6° Renfermée longtemps en bouteilles, elle n'éprouve aucun changement. C'est à peine si dans les bassins et les conduits elle dépose quelque sédiment [1]). Dans la galerie du Schachtbrunnen on trouve quelques traces d'un limon brun jaunâtre [2]) composé d'un mélange de sable et d'argile ferrugineuse, entrainées mécaniquement par les eaux. (Frésénius et Kastner.)

7° La température des différentes sources varie entre 22 et 26° R. [3]).

8° Elle ne contient qu'une petite quantité de substances chimiques dont la soude est la prédominante.

9° Sous le microscope elle montre des exemplaires vivants de Navicula Brebissonii, des Monades isolées et de petites Algues blanches, jaunâtres et violettes [4]). (Frésénius.)

Les qualités physiques de toutes les sources se trouvent précisées dans un tableau de Kastner (voyez mon ouvrage allemand); je ne citerai ici que celles du Schachtbrunnen.

---

[1]) J'ai trouvé par contre aux voûtes des réservoirs de beaux stalactites blancs, d'un à deux pouces de longueur, d'une texture lamelleuse, constitués par du carbonate de chaux.

[2]) Dans aucun de nos réservoirs, et j'ai eu plus d'une occasion de m'en convaincre, on ne peut découvrir la moindre trace de vase de bain (Badeschlamm). Par conséquent il n'a jamais pu être question, pour Schlangenbad, de bains de boue et de fomentations de boue, comme on le lit à tort dans plusieurs ouvrages tant anciens que modernes.

[3]) Il résulte de la température de nos sources dont aucune n'atteint les 30° R. qu'elles ne sont pas, à proprement parler, des sources thermales. Néanmoins on a l'habitude de les nommer ainsi.

[4]) Le Dr. Schulz, au contraire, n'a pu trouver à l'aide du microscope la moindre trace de substances organiques dans l'eau fraîche de nos sources.

Transparence	0,992
Durée du refroidissement	1,0185
Température	$24^1/_2$° R.
Calorique spécifique	1,0028
Tension et conductibilité électrique (celle de l'eau = 10°)	15°
Pesanteur spécifique à 15° C. . . .	1,00055

Frésénius et moi nous avons trouvé la température de toutes les sources ½ jusqu'à 1 ½° plus élevée que Kastner ne l'a indiquée.

L'abondance des sources est très grande. Selon des mesurages exacts et souvent répétés elles fournissent par heure en moyenne:

	Hectolitres.
1° Les sources de la maison supérieure .	38,40
2° Le Röhrenbrunnen	8,00
3° Le Schachtbrunnen	28,80
4° La Pferdebadquelle	50,40
5° Les sources de la maison centrale .	21,60
Total . .	147,20

Cette richesse d'eau suffirait, selon le calcul qu'on en a fait, pour donner 175,000 bains en quatre mois.

Nous possédons trois analyses chimiques de notre eau, la première faite par Kastner en 1830, la seconde par le professeur Buignet en 1844, enfin celle de Frésénius de l'année 1852.

Quoique les résultats de ces analyses diffèrent entr'eux, autant par le total des principes fixes que par les qualités et les quantités relatives, je ne communiquerai cependant que l'analyse de Frésénius comme étant celle qui mérite le plus de confiance[1]).

J'ai donné, dans mon traité sur Schlangenbad publié en 1851, une rélation détaillée de toutes les analyses de Kastner et de celle du professeur Buignet.

L'eau qui servit à l'analyse suivante fut prise de l'une des sources du bâtiment central.

	La Livre à 7680 Grains.
Sulfate de potasse	0,091146
Chlorure de potassium	0,044882
» de sodium	1,825974
Phosphate de soude	0,004762
Bicarbonate de soude	0,111843
» de chaux	0,361275
» de magnésie	0,072737
Acide silicique	0,250545
Total des principes fixes . .	2,763164
Acide carbonique libre	0,499799
Total de toutes les substances constituantes	3,272963

Frésénius a trouvé en outre des traces légères de borate de soude, de fluorure de calcium, de silicate d'alumine et des traces incertaines de carbonate de lithium.

Si le gaz est calculé en volumes, nous trouvons (à la température de la source et à l'état normal du baromètre):

a) *Acide carbonique libre:*

En 1000 gram. (= 1 litre) d'eau .	36,5 CC.
En 1 livre (= 32 pouces cubes) .	1,168 p. c.

b) *Acide carbonique soi-disant libre:*

En 1000 gram. (= 1 litre) d'eau .	48,7 CC.
En 1 livre (= 32 pouces cubes) .	1,558 p. c.

ETABLISSEMENTS DE BAINS. Schlangenbad possède, comme je l'ai déjà dit plus haut, 3 maisons de bains (Kur- und Badehäuser):

1° La maison supérieure avec 11 cabinets de bains, situés au Nord. Les baignoires, ou pour mieux dire les bassins, dont le fond est recouvert d'un ciment et la partie supérieure revêtue de marbre, sont vastes; quelques-uns qui datent de l'ancien temps ressemblent plutôt à des piscines. Un d'entr'eux qui communique à un beau salon et qui porte encore de nos jours le nom »Kurfürstenbad« (bain de l'Electeur) jouit d'une réputation historique.

2⁰ La maison centrale avec 17 cabinets de bains, situés en partie au Nord et en partie au Midi. Elle renferme aussi une salle d'attente. Les baignoires ne diffèrent pas de celles de la maison nommée plus haut, mais les cabinets ont pour la plupart un air plus gai. Il y en a plusieurs qui sont pourvus de douches [1]).

3⁰ La maison inférieure, qui contient 21 cabinets de bains très élégants des deux côtés du corridor, à l'entrée duquel se trouve une belle et grande salle d'attente. Les baignoires, montées en porcelaine, frappent l'oeil par leur beauté.

Tous nos cabinets de bains — à l'exception de deux ou trois — sont spacieux, hauts et bien meublés. Les bassins, comparés avec ceux de beaucoup d'autres établissements, se distinguent avantageusement par leur grandeur et par leur abondance d'eau.

Chaque bain a deux robinets qu'on peut ouvrir à volonté; l'un donne passage à l'eau chauffée, l'autre à l'eau thermale naturelle. Les bassins (qui reçoivent l'eau des grands réservoirs situés derrière les 3 maisons) se remplissent et se vident avec une grande promptitude.

Les établissements de bains sont ouverts depuis 6 heures du matin jusqu'à 7 heures du soir. Chacun d'eux a son maître de bain (Bademeister) et le personnel nécessaire. Les abonnements se prennent au bureau de l'administration (oberes Kurhaus). Un billet donne le droit de garder le cabinet de bain pendant une heure [2]).

---

[1]) Des appareils de douche transportables ainsi que des douches utérines se trouvent dans chacun des trois établissements.

[2]) Les prix des bains diffèrent selon les maisons de 15 à 20 gros. Le bain de l'Electeur coûte 28 gros.

Moyens accessoires. Schlangenbad possède, outre les sources et les bains, un établissement pour faire des cures de petit-lait, qui sont en parfaite harmonie avec la médication thermale ainsi qu'avec la localité et le climat. Un troupeau de chêvres vigoureuses de la Suisse, qui vont, pendant la journée, jusqu'aux sommets de nos montagnes brouter des herbes aromatiques, nous fournit un lait excellent pour ce but [1]. La préparation du petit-lait se fait avec de la présure et un peu d'acide lactique, par voie de double séparation, à la manière des grands établissements suisses; aussi le petit-lait de Schlangenbad jouit-il d'une réputation méritée. La plus grande propreté et la plus grande exactitude sont employées pour obtenir une préparation d'une bonté toujours égale. Cet établissement n'est pas l'œuvre d'une spéculation privée, c'est une propriété du domaine qui à exigé d'assez grands sacrifices durant plusieurs années.

A six heures du matin le petit-lait est apporté, pendant qu'il est encore tout chaud, sur la terrasse, où les malades en prennent jusqu'à 8 heures. C'est un liquide à demi transparent, d'un jaune verdâtre, d'une saveur douce et balsamique, auquel on s'accoutume bientôt. La couleur aussi bien que le goût subissent certaines différences selon le temps et la saison; c'est au printemps et dans les premiers mois de l'été que le petit-lait est le plus substantiel; la grande chaleur et les orages le rendent aigrelet et plus liquide.

La composition chimique du petit-lait consiste en une solution de sucre de lait, d'une matière animale extractiforme et de différents sels (chlorure de potasse, chlorure de sodium, phosphate de chaux etc.). On peut donc le regarder

[1]) Le docteur C. James, en parlant de la médication lactée, cite les paroles de Sénèque: »Pabuli sapor apparet in lacte«, et ajoute: Les anciens savaient également que le lait emprunte aux pâturages, en sus de leur arôme, quelque chose de leurs vertus thérapeutiques.

comme du lait moins le caséum et le beurre. Le petit-lait de chèvre est particulièrement riche en sucre de lait.

On en consomme par saison de 40—50000 onces.

Il va sans dire que Schlangenbad est aussi propice pour faire des cures de lait que de petit-lait. Outre le lait de chèvre on y trouve d'excellent lait de vache et d'ânesse.

Il est presque inutile d'ajouter qu'on trouve à Schlangenbad un dépôt des eaux minérales les plus en vogue. Les eaux ferrugineuses de Schwalbach, qui sont les plus usitées, s'importent journellement de la source même.

Il serait bien à désirer qu'on réussît à encaisser la source ferrugineuse que nous possédons à Schlangenbad même, à peu de distance du Kurhaus inférieur. Un examen chimique préalable l'a trouvée assez riche en fer pour qu'elle mérite d'être rendue accessible à l'usage.

On prépare à la pharmacie des sucs d'herbes fraîches, qui dans beaucoup de cas secondent puissamment les effets du petit-lait. En général leur usage est trop négligé de nos jours, autrefois on savait mieux les estimer.

Trois médecins exercent présentement à Schlangenbad, les Dr. Bertrand, Baumann et Wolf.

CHAPITRE IV.

Effets généraux des eaux de Schlangenbad.

> Les thermes indifférents possèdent, malgré tout ce qu'on en dit, une grande efficacité, et au lieu de les condamner on devrait plutôt chercher à déterminer leur valeur thérapeutique.
>
> Vogt.

Tous ceux qui ont parcouru un certain nombre de traités sur l'efficacité des eaux auront été surpris de trouver que des sources d'eau minérale, chimiquement très différentes, sont souvent recommandées pour la même maladie. Citons comme exemple une des affections les plus fréquentes de nos jours, l'anémie (appauvrissement du sang). Nous voyons, que les bains chauds et les bains froids, les sources salines et les sources ferrugineuses, les eaux fortement minéralisées et les eaux indifférentes se disputent la gloire de la guérir. Il en est de même pour une foule de maladies du système nerveux et de l'abdomen. Une autre observation non moins frappante, qui n'aura pas échappé au lecteur, c'est que les médecins attribuent à la même source des effets curatifs pour des maladies bien différentes par leur nature. Cela est si vrai, qu'il y a des écrits sur telle ou telle eau minérale qui pourraient vraiment passer pour des exposés sur la plupart des maladies chroniques [1]).

Ces propositions qui paraissent se contredire n'ont pas peu contribué à discréditer tous les traités d'hydrologie. Aussi les pauvres médecins des eaux devinrent-ils le point de mire des critiques les plus amères, et non sans quelque raison selon les apparences.

Je dis apparences, car aujourd'hui tous les médecins reconnaissent: qu'une foule de maladies semblables ou analogues se guérissent à des sources différentes, tandis qu'un nombre aussi grand de maladies différentes sont guéries à une seule et même source; en d'autres termes: que des eaux minérales qui ne sont nullement semblables dans leur composition chimique peuvent produire le même effet, et une seule et même eau les effets les plus opposés.

C'est le mérite d'un médecin distingué, du docteur Braun à Rehme, d'avoir nettement formulé le principe ci-dessus (quoiqu'il ne fût pas nouveau pour les médecins observateurs) et de l'avoir mis dans un ouvrage fort remarquable à la portée d'un public instruit. Il a en outre groupé d'une manière lumineuse les agents qui sont communs à chaque cure de bains et dont l'action est semblable ou identique, quelle que soit la différence chimique des sources.

Quels sont donc ces agents? C'est d'abord l'influence bienfaisante, mais trop peu estimée, qu'exerce sur le physique et le moral un changement de lieu, d'air, d'habitudes, de régime etc.; ensuite ce sont les propriétés de l'eau simple et pure comme partie principale de toutes les eaux minérales.

---

[1]) Je cite comme preuve le titre d'un ouvrage sur les eaux de Plombières, publié par le docteur Martinet. Le voici: Traité des maladies chroniques et des moyens les plus efficaces de les guérir qui sont les différentes manières d'user des eaux de Plombières. Paris 1803.

Les effets salutaires d'un voyage, d'un déplacement, étaient déjà reconnus par les anciens Romains. De tout temps de grands médecins s'en sont servi comme d'un puissant moyen curatif et réparateur [1]), et, selon moi, il faut féliciter notre époque, de s'adresser de préférence à ces remèdes-là. C'est aux médecins anglais qu'appartient le mérite d'avoir de nouveau énergiquement plaidé pour les avantages d'un »change of air and scenery«. Et là chose est si simple. Les maladies ne sont pas des puissances spéciales qui font la guerre à l'humanité, indépendamment du temps et des localités. Elles sont au contraire la conséquence des influences qui agissent sur nous: de l'air que nous respirons, de notre nourriture, de nos mauvaises habitudes, de nos inquiétudes journalières. Qu'y a-t-il de plus naturel que de soustraire d'un seul coup le malade à toutes ces causes malfaisantes, de l'envoyer dans des lieux qui peuvent donner une nouvelle direction à ses pensées, à ses sentiments, et qui lui offrent, à la place des plaisirs factices, les jouissances pures et vraies de la nature, qui enfin lui permettent d'oublier ses soucis et le font renoncer avec plus de facilité à toutes les habitudes nuisibles. Eh! bien, tous ces avantages se rencontrent dans les stations thermales!

Je ne puis m'empêcher de citer quelques fragments de l'ouvrage de Mr. Braun mentionné plus haut:

»Le malade, en se rendant aux eaux, traîne avec lui les effets funestes des conditions dans lesquelles il a vécu jusqu'alors, mais ces conditions elles-mêmes, il les laisse au logis. En brisant les liens d'une société exigeante pour re-

---

[1]) Le célèbre Bœrhave, consulté de très loin par des personnes atteintes de maladies chroniques, refusait fréquemment de donner son conseil par écrit. Il engageait les malades à se rendre chez lui, voyage long et difficile dans ce temps. Beaucoup de ces malades en arrivant n'avaient plus à parler de souffrances, le voyage les avait guéris.

tourner au sein de la nature, il retrouve la liberté et la sérénité de l'âme, première condition de toute guérison. Comme lui les compagnons qu'il rencontre ont rompu avec leur passé pour vivre selon les lois simples de la nature; les relations des hommes entre eux cessent d'être entravées par les barrières que le monde a élevées. On recouvre le bonheur de jouir de soi en autrui, et même le pauvre hypocondriaque devient expansif et finit par s'intéresser aux autres [1]). Ces bienfaits se font sentir même à celui qui est gravement malade. Chez lui, dans le cercle de sa vie habituelle, tout lui rappelle douloureusement les conditions et les joies de la santé, et lui fait sentir son isolement. Mais dans un établissement de bains, où toutes les affaires du jour se rapportent à la maladie, le malade ne se sent plus un étranger. Ses rapports avec le monde ne lui semblent plus une exception hostile, ce sont des rapprochements sympathiques. La société qui l'entoure est le miroir qui lui montre objectivement son état. Ce n'est plus lui seul qu'il voit malade, c'est l'humanité, et cette vue le réconcilie non seulement avec sa destinée, mais, ce qui est plus encore, lui fait retrouver l'espérance! Cette espérance grandit en proportion de l'éloignement et du courage que la résolution du malade a nécessités, mais surtout en raison de l'amélioration ou de la guérison qu'il remarque chez ses compagnons de souffrance. En outre, ce que très-souvent le médecin habituel n'a pu obtenir de son malade, un changement radical dans sa manière de vivre, n'offre aucune difficulté au médecin des eaux. Cette révolution du malade dans tout son être est un petit secret dont il trouvera facilement la clé, pour peu qu'il veuille se donner la peine de réfléchir. Nous tous, nous faisons l'expérience combien il est difficile de renoncer à de mauvaises habitudes dans les

[1]) »Die einfachen und kräftigen Eindrücke, welche der Hypochonder in einem Kurorte empfängt, sind gleichsam ein Kratzen, welches sein ewiges psychisches Jucken lindert.« Dr. Braun.

conditions de la vie ordinaire: les habitudes sont, si je puis m'exprimer ainsi, l'huile qui entretient le mouvement du rouage de notre existence. Les besoins journaliers ainsi que les idées tournent autour du même pivôt; ce n'est qu'avec répugnance que nous nous décidons à y apporter le moindre changement. Un voyage aux eaux, la variété des rapports, l'espoir vivement excité, un nouveau médecin, tout enfin dispose le malade à se soumettre à de nouvelles et meilleures maximes«.

Le second agent, commun à toutes ces cures, c'est l'eau ordinaire. Le vieux Fr. Hoffmann, un des plus grands panégyristes des sources minérales, nomme l'eau ordinaire une médecine universelle, et avoue franchement, que le principe le plus efficace de toutes les eaux minérales est la quantité d'eau pure qu'elles contiennent [1]). Cette opinion est aujourd'hui prédominante chez tous les médecins dépourvus de préjugés, de sorte que tout traité moderne d'hydrologie contient un chapitre sur les effets curatifs de l'eau pure employée a l'intérieur et à l'extérieur. Ne voulant point faire de même, je me bornerai à rappeler les qualités détergeantes, humectantes et dissolvantes de l'eau simple et pure, qualités qui sont propres à faire disparaître les engorgements, à régulariser la circulation, à favoriser l'élimination des matériaux usés, et enfin à améliorer l'ensemble de la nutrition.

Après cette introduction un peu longue, que le lecteur excusera en faveur de son importance, je tâcherai de mettre en vue les effets des différents agents qu'offre l'établissement de Schlangenbad.

1° Schlangenbad réunit à un très-haut degré tous les avantages d'un changement de lieu, décrits plus haut. Malheureusement on ne peut nier que

---

[1]) Dumoulin, médecin de renom, dit à son lit de mort aux élèves qui l'entouraient: Messieurs, je laisse après moi trois grands médecins: l'eau, l'exercice et la diète.

beaucoup de stations médicales, en introduisant un luxe excessif, ont compromis quelque peu ces avantages. A part cela, je ferai observer que chaque établissement de bains a, par sa situation, sa localité, son genre de vie etc., un caractère individuel, et par conséquent, chacun d'eux possède, dans un cercle d'actions communes à tous, une vertu spéciale qu'il ne faut pas méconnaitre. Schlangenbad, par sa situation isolée et sa simplicité, offre un séjour tranquille pour les personnes dont le système nerveux est surexcité par les agitations fiévreuses de la vie du monde actuel. Au lieu du jeu et des divertissements bruyants, nous n'y trouvons que les jouissances d'une belle et calme nature qui selon les paroles si vraies d'une femme de haute intelligence »n'étonne, ni n'exalte nos esprits comme dans la soudaineté grandiose des sites alpestres, mais qui bienfaisante et tranquille semble dire à toute heure à nos cœurs inquiétés: »Je vous donne ma paix, je vous laisse ma paix«.

L'air pur de Schlangenbad, riche en oxygène, incite les malades et les personnes bien portantes à faire des inspirations plus longues et plus profondes [1]). Ceci joint à un exercice proportionné aux forces, contribue puissamment à donner plus de vigueur aux fonctions respiratoires, et à réparer les désordres de l'hématose.

A cause de l'élévation de Schlangenbad (900 pieds), on

---

[1]) Il est constaté, que beaucoup de personnes (surtout celles dont la profession exige une tension d'esprit permanente ou qui sont sous l'influence d'un chagrin) respirent d'une manière insuffisante. Un médecin français, Mr. Fournier, dit très-bien: »Le poumon, privé d'une partie de l'influence nerveuse nécessaire à l'intégrité de ses fonctions, devient paresseux; les inspirations deviennent moins fréquentes et moins larges. Puisque cette condition exerce une influence fâcheuse dont la pâleur est un signe manifeste, il faut soumettre ces personnes, plusieurs fois dans la journée, à des inspirations profondes et répétées; le bien être qui en résulte est immédiat«.

y éprouve les effets qu'une diminution de la pression atmosphérique exerce sur l'organisme humain; ces effets se feront surtout sentir chez les personnes qui ordinairement habitent la plaine. Une pression diminuée de l'air aide les mouvements respiratoires, facilite l'abord plus rapide du sang à la surface du corps, active les fonctions sécrétoires de la peau, rend l'action musculaire plus vigoureuse et améliore la nutrition. Quoiqu'il faille convenir, que tout récemment quelques uns de ces effets sont aussi attribués à l'influence de l'air comprimé[1]), il est cependant constaté, que des convalescents, des personnes affaiblies et débiles se fortifient sur les lieux élevés, et que des malades anémiques, tuberculeux et surtout ceux qui souffrent d'affections nerveuses se sont trouvés soulagés et même ont été guéris par un séjour dans un pays montagneux. J'ai souvent fait la même observation sur des personnes faibles et malades, qui pendant leur séjour à Schlangenbad n'ont fait d'autre cure que celle de l'air salubre qu'on y respire.

2° Effets des eaux de Schlangenbad. Ces eaux ont été classées par quelques médecins parmi les eaux thermales bicarbonatées calcaires, de même que celles d'Ems. Mais comme elles ne contiennent aucun principe actif en quantité remarquable (Voyez l'analyse), elles doivent être comptées au nombre des eaux dites »indifférentes« (akratothermes) et rangées dans la catégorie des sources de Wildbad, de Pfeffers et autres de ce genre.

Je considère:

1° Les effets de l'eau thermale prise en boisson. Elle produit toutes les actions d'une eau extrêmement pure. Plus une eau est pure, plus elle doit pénétrer dans toutes les parties de l'organisme, et emporter les matériaux

[1]) Voyez le travail intéressant du docteur Lange sur les effets de l'air comprimé. C'est lui qui a perfectionné l'appareil à air comprimé inventé en France, et c'est lui aussi qui en a introduit l'usage en Allemagne.

qui sont usés. C'est pourquoi le célèbre F. Hoffmann dit: »Aqua, quo purior, quo subtilior et levior est, eo magis sanitati inservit; quo vero magis heterogeneis partibus referta, quo gravior, eo minus salubris habenda est«.

L'eau de Schlangenbad purifie de la manière la plus douce les membranes muqueuses avec lesquelles elle vient en contact; elle arrive promptement dans les vaisseaux sanguins et de ceux-là dans les tissus organiques, partout humectant, dissolvant, et activant les secrétions aussi bien que les excrétions. Il me parait tout-à-fait invraisemblable, que le peu de muriate et carbonate de soude qu'elle contient y entre pour quelque chose. Nous prenons chaque jour, dans notre nourriture et notre boisson, une plus grande quantité de ces sels que n'en contiennent 5 ou 6 verres d'eau de Schlangenbad. Aussi la température de cette eau (de quelques degrés au dessous de la température des organes intérieurs) n'est à considérer que sous le rapport de son indifférence. Cette eau tiède et adoucissante est un calmant pour les membranes muqueuses, exposées sans cesse à tant de causes irritantes; il est probable qu'elle est absorbée plus vite que des eaux plus froides et plus minéralisées. Du reste, elle n'echauffe ni ne rafraîchit particulièrement.

Les symptômes qui accompagnent l'usage interne de notre eau thermale concordent avec tout ce que je viens de dire. Elle est agréable à boire et facilement supportée par les organes digestifs les plus irritables. Elle adoucit toute sécheresse pénible des membranes muqueuses, mitige les douleurs intérieures et les spasmes, active les évacuations alvines et les sécrétions urinaires. J'ai pu constater, d'après des expériences réitérées, qu'elle facilite l'expulsion de la gravelle.

Dans le cours du siècle dernier l'eau de Schlangenbad était en grand usage comme boisson. Lorsque j'y vins exercer, il y a 25 ans, on ne l'employait presque plus, et j'ai eu quelque peine à en faire reprendre l'usage. Sans énumérer ici tous les cas dans lesquels elle pourrait être utile, je ne mentionnerai que ceux dans lesquels je la recommande avec une confiance particulière:

a) Dans une excessive irritabilité de l'estomac, où toute autre boisson (même l'eau ordinaire) n'est pas supportée. On rencontre assez souvent cet état d'irritabilité chez les personnes hystériques et hypocondriaques, sans qu'il y ait aucune lésion organique de l'estomac. Dans le nombre de mes malades je connais entr'autres une dame étrangère qui depuis des années ne boit et ne supporte que l'eau de Schlangenbad.

b) Dans les constipations habituelles, s'il faut employer un remède doux et pourtant assez sûr. Dans ces cas notre eau thermale est non seulement efficace en boisson, mais aussi en lavements.

c) Dans certaines affections spasmodiques et congestives des organes intérieurs, surtout dans les menstruations pénibles, et dans les irritations douloureuses des voies urinaires (catarrhes de la vessie, gravelle etc.).

d) Dans ces accumulations de matières anomales dans les humeurs, qui précèdent le développement de quelque maladie dyscrasique (hémorroïdes, goutte etc.) et qui demandent l'usage continu d'un remède dépuratif très doux. En un mot: dans les cas, où les eaux fortement minéralisées sont contre-indiquées pour une cause quelconque.

2° Effets de l'eau thermale employée extérieurement. Ce sont les bains qui font la gloire de Schlangerbad! Quelle femme n'a pas entendu parler de »ces bains de beauté?« Malheureusement, cette renommée a fait plus de tort que de bien à nos eaux. Le monde reconnait bien leurs vertus pour la peau, mais il se plaît à les regarder comme insignifiantes sous tout autre rapport. Quel feu croisé de propos railleurs n'ai-je pas à subir chaque été de la part de mes clientes, lors de leur arrivée.

»Votre source est bien innocente[1]). Les malades viennent-ils vraiment dans vos bains? Quelle singulière idée à mon médecin de m'envoyer ici! et cent autres variations sur le même thème. Beaucoup de personnes sérieusement malades se croient même obligées de s'excuser d'être venues dans ces bains de beauté.

Et pourtant les bains de Schlangenbad ont des propriétés, des vertus très-sérieuses. Je puis le dire avec une conviction basée sur une longue expérience que dans certains états morbides il serait difficile de les remplacer par quelqu'autre traitement. La science, il est vrai, n'a pu donner jusqu'ici une explication exacte de leurs effets, mais »la nature a de ces évidences mystérieuses qui se rient de la science et qui exigent la foi«.

En entrant dans un bain de 26° R. (à peu près la température moyenne à laquelle on le prend) le baigneur éprouve d'ordinaire un petit frisson, mais qui cède bientôt à l'impression agréable du fluide qui l'entoure. L'extrême douceur de cette eau, que le vieux Fenner a comparée à du velours liquide, augmente de baucoup ce sentiment de bien-être, inhérent à chaque bain tiède. Aucun autre ne possède à un tel degré ce que Tissot appelait »le lenimen de la peau«, et quiconque s'est jamais baigné à Schlangenbad sera de l'avis de l'auteur des »Bubbles« qui dit: »The baths

---

[1]) C'est une grande erreur des malades (et même de quelques médecins) de croire qu'il y ait des bains innocents ou insignifiants. Chaque bain, même le bain le plus simple, a de certains effets assez importants sur la peau, le système nerveux, la circulation et les sécrétions. La pression de l'eau, l'humidité, la température etc., sont autant d'agens actifs. La graduation de la température, par exemple, fournit au médecin le moyen de donner du calorique au corps ou de lui en ôter, d'exciter le système nerveux ou de le calmer, de refouler le sang vers les organes intérieurs ou de l'attirer vers la surface du corps, en un mot d'atteindre les effets thérapeutiques les plus différents.

of Schlangenbad are the most delicious luxuries of the sort I ever enjoyed«. — Nulle trace d'une action excitante. — La peau du baigneur, à laquelle s'attachent ça et là des bulles de gaz (tantôt isolées, tantôt en groupes, qu'un mouvement fait éclater), parait d'une blancheur éblouissante [1]). — Des constitutions faibles et des personnes qui ont la poitrine délicate éprouvent parfois, surtout au commencement du bain, un sentiment de pesanteur et d'oppression. Cet effet n'a rien de particulier à la nature de l'eau. Beaucoup de personnes l'éprouvent dans tout autre bain pris en entier; il tient à la pression de l'eau. Les congestions de la tête (chaleur, lourdeur etc.) sont rares. Bon nombre de baigneurs qui avaient à s'en plaindre dans d'autres bains, n'en ressentent pas la moindre trace dans les nôtres. — Les membres deviennent plus souples et plus flexibles; des rigidités, des contractures par suite de cicatrices (de brûlures par exemple) s'assouplissent et se détendent, pourvu qu'elles ne soient pas trop invétérées. — Des douleurs et des spasmes s'apaisent ou cessent ordinairement. J'ai coupé assez souvent par un bain, pris à temps, des paroxysmes névralgiques à leur début. — La fréquence du pouls et de la respiration diminue, pourvu que la durée du bain ne soit pas trop courte. Il n'est pas rare que des palpitations se calment. — Un phénomène constant pendant le bain, c'est l'augmentation du besoin d'uriner et la sécrétion d'une urine saturée.

Tous les baigneurs peuvent facilement se convaincre que nos bains nettoient parfaitement la peau, et qu'ils favorisent

---

[1]) Un auteur français dit: »Ces eaux sont limpides comme on peut se figurer celles où notre jeune mère Eve se mirait avant la curiosité du bien et du mal; ajoutez-y qu'elles ont une teinte bleuâtre semblable à la lumière de certaines étoiles, d'où il suit qu'elles laissent à la peau des reflets satinés véritablement incomparables.

la desquamation de l'épiderme [1]). Beaucoup d'entre eux prétendent, qu'en sortant de l'eau le corps est plus promptement séché qu'après tout autre bain.

Après le bain on éprouve, en général, un sentiment de bien-être physique et moral [2]), si toutefois la durée et la température ont été réglées suivant la nature de chacun. Les personnes délicates sentent souvent un peu de lassitude et de somnolence. Le pouls et la respiration restent ralentis durant une demi-heure ou une heure. La sécrétion urinaire continue à être plus abondante.

Je ne citerai pas chaque phénomène, que tel ou tel baigneur croit avoir observé sur sa personne; phénomènes qui souvent sont plutôt la suite d'une réaction individuelle des malades, que de la propiété particulière du bain. Les hypocondres et les personnes hystériques aperçoivent quelque fois les phénomènes les plus bizarres.

En prenant les bains d'une manière suivie il peut en résulter une certaine fatigue. Quelque attention portée sur la fréquence et sur la durée du bain, fera bientôt disparaître cet effet, pour faire place au sentiment d'une force plus grande. L'appétit augmente, les fonctions digestives sont facilitées, la mine est meilleure. Les changements qui se produisent sur la peau sont surtout remarquables. Elle

---

[1]) Il faut se rappeler, que, dans l'état normal, l'épiderme (la surpeau) est continuellement renouvelé. Plus ce procédé se fait regulièrement, plus les fonctions de la peau deviennent régulières et vice versa. L'épiderme, étant très-hygroscopique, s'imbibe promptement d'eau et par conséquent est emporté plus facilement au bain. Au sortir de l'eau, chacun remarquera la quantité de pellicules fines qui surnagent.

[2]) Une femme auteur écrit que les eaux de Schlangenbad lui ont paru produire sur les dispositions générales l'effet d'une lecture agréable.

devient plus souple et plus nette. Maintes éruptions et démangeaisons diminuent et s'apaisent; d'anciens ulcères se nettoient et se ferment. Un fait assez curieux, c'est que sous l'influence de nos bains une peau sèche devient plus souple et plus active, tandis qu'une autre ordinairement humide peut pendre plus de fermeté. Ce qu'on appelle la poussée ne s'observe à Schlangenbad que dans des cas exceptionnels, et n'est ordinairement que la suite de bains pris trop chauds ou de quelque autre procédé peu convenable.

L'action sur le système nerveux et le système vasculaire est aussi remarquable que l'action sur la peau. Une trop grande sensibilité ou impressionnabilité des nerfs s'amoindrit, bien des douleurs et bien des spasmes diminuent ou disparaissent, un sommeil réparateur remplace souvent de longues et pénibles insomnies. Les palpitations du cœur et l'agitation du pouls se calment, certaines congestions des organes intérieurs cessent.

Cependant je déclare franchement que l'effet des bains ne répond pas toujours à la description que je viens d'en faire. Il y a des personnes qui au début de la cure se sentent plutôt agitées que calmées, qui se plaignent d'insomnies, de chaleur etc.; il en est d'autres, dont les névralgies et les spasmes deviennent plus fréquents et plus intenses. Souvent ces symptômes ne sont que la conséquence de l'excitation du voyage, du changement d'air, des nouvelles impressions [1]) ou de quelques écarts de régime, et cessent peu à peu. Toutefois il y a des cas exceptionnels où il vaut mieux renoncer à la cure. De même il peut arriver que des personnes faibles le deviennent encore davantage après chaque bain (au point même d'avoir des défail-

---

[1]) J'ai souvent vu des personnes nerveuses qui accusaient les mêmes symptômes, quoique pendant la première huitaine de leur séjour je ne leur eusse fait prendre aucun bain.

lances comme je l'ai observé plusieurs fois), et pour cette raison soient obligées de suspendre leurs bains.

En résumant tout ce qui précède on peut dire que les bains de Schlangenbad:

a) détergent très efficacement la peau et améliorent toutes les fonctions du système cutané[1];

b) qu'ils diminuent la trop grande sensibilité et irritabilité des nerfs, et rétablissent l'harmonie de leurs fonctions;

c) qu'ils règlent la circulation et tempèrent la trop grande activité du système circulatoire, enfin

d) qu'ils augmentent les sécrétions naturelles (celles des reins, de la peau etc.), purifient le sang et améliorent la nutrition.

Les bains de Schlangenbad produisent tous ces effets sans provoquer aucune crise ni réaction violente; leur action est au contraire si douce, que le digne Osann a pu dire avec raison: »Nuls bains en Allemagne ne peuvent leur être comparés sous ce rapport«.

---

[1]) Un grand nombre de maladies ne proviennent que d'un dérangement des fonctions de la peau. Il est donc facile de comprendre jusqu'à quel point une amélioration de ces fonctions peut soutenir la santé, et combattre certains états morbides. Outre les fonctions de la peau que tout le monde connaît, il y en a une qui est imperceptible, mais indispensable à la santé; c'est celle que les médecins appellent la perspiration ou la respiration cutanée, à cause de son analogie avec la respiration des poumons. C'est un échange de gaz entre le sang et l'atmosphère par l'intermédiaire de la peau. L'utilité des bains d'air, l'agrément qu'on éprouve en mettant du linge bien aéré, sont en partie le résultat d'une accélération de la respiration cutanée. Les bains, d'après plusieurs observateurs, la favorisent notablement.

On me demande souvent si nos bains affaiblissent ou fortifient. Je réponds qu'ils n'affaiblissent ni ne fortifient directement, mais qu'en améliorant l'hématose et la nutrition ils finissent par devenir un moyen vraiment réparateur. Le professeur Vogt en dit autant des thermes indifférents de Ragatz.

Nos bains ont, en général, une grande analogie avec ceux de Ragatz, de Wildbad et de Gastein, de sorte qu'on leur a donné le nom collectif de »Wildbæder«. Si ces bains présentent entr'eux quelques différences dans leurs effets, il faut en chercher la cause dans leur degré respectif d'élévation au dessus de la mer, dans la température plus ou moins haute des sources, enfin dans les diverses méthodes de leur application, et non point dans la qualité chimique de l'eau qui chez tous est à peu près identique.

N'écrivant pas pour des médecins, je n'essaierai pas de donner une explication scientifique des phénomènes qui accompagnent l'emploi des bains, ni des résultats qu'on en obtient.

C'est du reste une tâche des plus difficiles que de vouloir expliquer le mode d'action des akrato-thermes. Tous les écrits qui ont traité ce sujet, et je n'en excepte pas les miens, portent l'empreinte de l'embarras de leur auteur.

C'est peine perdue que de vouloir prendre pour base d'une telle explication la composition chimique de l'eau qui est à peu près insignifiante. Voilà pourquoi des théories de tout genre n'ont pas manqué. On a parlé anciennement d'organismes microscopiques, d'une vertu thermale hyperphysique etc.; dernièrement on a eu recours à des influences électriques, en faisant surtout valoir que les thermes indifférents produisent une déviation plus forte de l'aiguille du galvanomètre, que l'eau tiède ordinaire[1]). On aurait tort

[1]) Un médecin français, Mr. Scoutetten, a cherché à expliquer l'efficacité de toutes les eaux minérales par des phéno-

de fonder des théories sur ces expériences quelque intéressantes qu'elles soient; avouons plutôt franchement que sur ce point nous sommes encore dans les ténèbres. Une opinion qui a eu de tout temps ses partisans et qui présente quelque vraisemblance, c'est que dans ces »Wildbæder« il s'établit une espèce de diffusion entre les éléments du sang et l'eau qui imprègne la peau, et que cette eau (chimiquement presque pure) enlève au sang différents sels ou combinaisons organiques. Aussi l'action d'une eau si douce et tempérée comme celle des akrato-thermes sur les nerfs périphériques ne doit pas être laissée hors de considération.

3° Effets du petit-lait.

Le petit-lait est un calmant et léger dissolvant. Il a une action adoucissante sur les muqueuses, il active les sécrétions et les excrétions (tantôt de préférence celles de la peau, tantôt celles de l'intestin ou des reins), enfin il introduit dans l'organisme certains principes dont l'importance pour la nutrition est reconnue. Il agit donc d'une part sur la composition de nos humeurs, et de l'autre il est un nutritif fort doux, supporté généralement même par les personnes les plus faibles et les plus irritables[1]). Aussi est-il un auxiliaire excellent pour nos bains dans bien des cas; quel-

---

mènes électriques, produits selon lui par les actions chimiques qui se font dans ces eaux. Il prétend que les actions chimiques et, par conséquent, les phénomènes électriques ont cessé dans les eaux ordinaires, qui sont à l'état statique comme il s'exprime, tandis que les eaux minérales sont à l'état dynamique (des eaux vivantes). Tout récemment les Dr. Heyman et Krebs à Wiesbade ont constaté par des expériences fort intéressantes que le contact des eaux minérales avec la peau du baigneur doit produire des courants électriques, dont l'action sur les nerfs ne peut pas être contestée.

[1]) Le célèbre Bœrhave raconte, qu'il a soutenu la vie de plus d'un malade en ne lui faisant prendre que du petit-lait (»ipse expertus sum, solo sero vitam trahi posse«).

quefois il est employé comme médicament principal. Bon nombre de personnes, surtout celles qui sont tuberculeuses, ne viennent à Schlangenbad que pour y prendre le petit-lait. Dans quelques affections du système nerveux, surtout les cas d'une trop grande irritabilité, dans beaucoup de dyscrasies, d'éruptions chroniques, et dans une foule de maladies des organes respiratoires, le petit-lait est un remède excellent, en général mieux apprécié par les médecins de l'Allemagne et de la Suisse que par ceux de la France. Il convient surtout aux constitutions délicates.

Mêlé à certaines eaux minérales le petit-lait est souvent d'une grande valeur.

Le lecteur qui m'a suivi jusqu'ici aura pu se convaincre que la station thermale de Schlangenbad possède un grand nombre de moyens curatifs, qui, employés séparément ou ensemble, peuvent servir à combattre une foule d'états morbides. En se rappelant que tous ces moyens se distinguent par une action douce qui n'a rien de fatiguant ni d'excitant, il comprendra que Schlangenbad est d'autant plus indiqué que la maladie ou la constitution du malade exigent un traitement moins énergique. C'est pourquoi ces bains conviennent particulièrement aux maladies du beau sexe et sont nommés à juste titre: **das Frauenbad (bains des dames).**

CHAPITRE V.

Indications pour l'emploi des eaux de Schlangenbad.

Avant d'entrer en matière, j'ai quelques observations à faire.

En énumérant les maladies dans lesquelles les eaux de Schlangenbad sont employées, je serai rarement dans le cas de dire d'une manière positive: telle ou telle affection ne sera guérie qu'à Schlangenbad. Le lecteur n'en sera pas étonné, s'il se rappelle que différentes eaux minérales peuvent produire le même effet (voyez chapitre IV). Il arrivera fréquemment qu'un malade, ayant consulté trois médecins l'un après l'autre, sera envoyé par le premier à Schlangenbad, par le second à Schwalbach et par le troisième peut-être aux bains d'eaux salines [1]). Qu'il ne s'en inquiète pas! bien des chemins conduisent à Rome. Il est même certain que, pour déterminer le choix d'une station medicale, il faut souvent prendre en considération plutôt la constitution du malade que la maladie elle-même. Ainsi, toutes les fois qu'il

---

[1]) De tels malades nous arrivent chaque année, souvent dans un état de grande exaltation. Je pourrais raconter à ce sujet mainte histoire tragi-comique.

y a hésitation dans le choix, on fera bien de se décider pour Schlangenbad si le malade présente les symptômes d'une excessive irritàbilité.

Il va sans dire qu'en conseillant une cure à Schlangenbad pour tel ou tel état morbide, ce ne sont pas seulement nos eaux que j'ai en vue, mais bien tous les agents salutaires que notre établissement possède.

Je passe donc à l'énumération des maladies, dans le traitement desquelles les thermes de Schlangenbad ont la sanction de l'expérience.

I. Affections nerveuses.

On peut dire que les deux tiers des malades qui viennent à Schlangenbad souffrent des nerfs. Aussi le développement progressif de notre station a-t-il marché de front avec la fréquence croissante des névroses. La génération actuelle, on ne peut pas le nier, porte le cachet d'une irritabilité nerveuse qui imprime son caractère à chaque affection morbide. Tour les médecins savent que la plupart des maladies de nos jours se compliquent facilement de symptômes nerveux, que les convalescences sont lentes, et que les méthodes curatives énergiques sont en général mal supportées [1]). On comprendra d'après cela que dans le traitement des maladies chroniques les »eaux thermales indifférentes«, connues pour la douceur de leur action, aient acquis chaque année plus d'importance, et qu'elles répondent, pour ainsi dire, au besoin de notre temps. Beaucoup de malades, dont l'état exigerait les bains ferrugineux ou les bains de mer, ne peuvent malheureusement supporter aucun genre de traitement excitant.

---

[1]) Je cite entr'autres les émissions sanguines. Il est sûr que, si de nos jours on les pratiquait comme il y a quelque vingt ans, on mettrait la vie de plus d'un malade en danger.

C'est pour eux que des eaux telles que les nôtres ou celles de Wildbad, Ragatz etc. sont presque indispensables.

Nos eaux sont employées avec avantage dans les affections suivantes du système nerveux:

1⁰ Etat nerveux (nervosité, hyperesthésie générale, érethisme nerveux). C'est une exaltation de la sensibilité qui rend douloureuses toutes les impressions qui nous viennent du dehors. Mr. Sandras dit très bien que cet état nous met »dans une servitude morale continuelle envers tout ce qui nous entoure«. La vue, l'ouïe, l'odorat, tous les sens enfin sont affectés péniblement par la plus légère impression. La clarté du jour, une voix un peu forte, le son d'une musique, le parfum d'une fleur sont souvent insupportables à ces malades. Il y a d'autre symptômes dont voici les plus saillants: douleurs et fourmillements dans différentes parties du corps (surtout à l'épine dorsale), inquiétudes dans les jambes, extrême sensibilité de la peau au toucher, grande variabilité du pouls et disposition aux sueurs locales. Les palpitations, les insomnies, une certaine angoisse dans la région précordiale (anxiété epigastrique) sont fréquentes. Quelques uns de ces malades ont toujours trop froid, d'autres éprouvent un sentiment de grande chaleur; ils se ressentent presque tous de la moindre variation atmosphérique. Quant au moral, ces malades sont les gens des extrêmes. Aujourd'hui vous les trouvez vifs et aimables, le lendemain abattus et facilement contrariés. Souvent en proie à une activité fièvreuse, ils manquent généralement de l'attention et de la persévérance, qu'exigent les occupations sérieuses. Ils entreprennent mille choses avec ardeur, sans en terminer aucune [1]).

---

[1]) Cela dépend toutefois des dispositions naturelles et du degré de culture de l'esprit. Mr. Sandras dit très vrai: »Rien n'est plus admirable que cet état nerveux quand il est au ser-

L'état nerveux tient tantôt à une disposition naturelle qui accompagne les malades pendant tout le cours de leur vie, tantôt c'est un état acquis. La vie agitée de notre temps, l'amour effréné des plaisirs, cette course haletante à la poursuite des richesses et les déceptions qui s'en suivent, les excitations politiques et religieuses sont autant de causes qui concourent à produire l'état nerveux. Une éducation mal dirigée peut aussi y contribuer. Au lieu d'habituer les jeunes filles à prendre empire sur elles-mêmes, on ne pense qu'à leur donner des talents qui puissent les faire briller dans le monde ; au lieu d'empêcher le développement précoce des sentiments, on le favorise au contraire par la lecture des romans, par la musique et la danse. Quant aux jeunes gens, on a aussi le tort d'exciter trop tôt le développement de leurs facultés intellectuelles aux dépens de leurs forces physiques. Aussi combien d'entr'eux ne rencontrons nous pas qui souffrent déjà de nervosité.

Très fréquemment l'état nerveux se développe sous l'influence de causes débilitantes (pertes sanguines, mauvaise alimentation, privation d'air) et présente tous les symptômes de l'anémie (appauvrissement du sang). Je crois cependant que l'anémie est trop généralement accusée comme cause de l'état nerveux, que j'ai été à même d'observer maintes fois chez des sujets forts et sanguins. Aussi je ne partage pas l'opinion de ceux qui n'y voient qu'une faiblesse nerveuse. Cette prétendue faiblesse n'est souvent qu'apparente. La preuve en est que très fréquemment un regime excitant ne fait qu'accroître les symptômes.

---

vice d'une bonne tête et d'un bon cœur. Il faut que j'ajoute que là où manquent la tête et le cœur, cet état est une des misères les plus tristes qui affligent l'espèce humaine. Alors la raison ne réprime rien, ne corrige rien, ne gouverne rien, les affections sont nulles et toute la machine n'est plus conduite que par un égoisme déraisonnable«.

Les femmes sont de préférence atteintes de l'état nerveux, quoique les hommes n'en soient par exempts. Cette affection, prenant de jour en jour de plus grandes proportions, doit attirer toute l'attention des médecins.

Quant au traitement de cette maladie, les moyens calmants et les moyens toniques, les bains tièdes et les bains froids ont été tour à tour recommandés. Les uns et les autres peuvent être utiles selon les cas et les constitutions. Chaque fois que cet état est survenu à la suite d'une excitation prolongée du système nerveux, on fera bien de commencer par un traitement doux. Dans ces cas l'emploi immédiat des bains froids pourrait devenir très nuisible (comme je l'ai vu cent fois), tandis que les bains tièdes, surtout ceux de Schlangenbad, sont d'une incontestable valeur. Sans aller aussi loin que le docteur Fenner qui a prétendu que toute exagération de la sensibilité, quelle qu'elle fût et sous quelque forme qu'elle se présentât, serait guérie à nos sources, je puis cependant assurer qu'une cure bien dirigée manquera rarement son but. Des bains de mer ou des bains ferrugineux peuvent ensuite achever et consolider la guérison.

Si l'état nerveux s'est produit sous l'influence de causes affaiblissantes (pertes sanguines ou pertes seminales, couches trop rapprochées, allaitement prolongé etc.), il faut sans doute avoir recours à un traitement tonique et même excitant. Il est cependant des cas, où certains symptômes (pouls irrité, palpitations, insomnies, cephalalgie etc.) indiquent une excitation du système nerveux, qui ne permet pas l'emploi immédiat d'un traitement corroboratif. C'est alors que les malades peuvent se promettre de grands avantages d'une cure préparatoire à Schlangenbad avant d'aller aux bains ferrugineux. J'ai même vu de ces cas qui ont été complétement guéris chez nous.

Chez les personnes qui méditent beaucoup (tels que les savants, les hommes d'état et de finance etc.), chez d'autres qui font abus de café, de tabac, de liqueurs fortes, l'organe cérébal est quelquefois le siège d'une surexcitation qui peut devenir le point de départ des affections nerveuses les plus graves. Ces malades passent pour être capricieux, bizarres et défiants; ils s'emportent facilement, ont des hallucinations ou des idées fixes, sont toujours dans l'appréhension de quelque malheur imaginé; souvent ils souffrent d'insomnies, ou leur sommeil est troublé par des songes. Dans cet état morbide qui jusqu'aujourd'hui a trop peu attiré l'attention des médecins, une cure à Schlangenbad réunit toutes les conditions favorables à la guérison.

2° Douleurs névralgiques (névralgies). Chaque douleur, quelle qu'elle soit, est produite par l'irritation des nerfs sensitifs qui est transmise au centre nerveux. Mais on ne donne pas le nom de névralgie à ces douleurs qui proviennent d'un coup, d'un choc, enfin d'une lésion quelconque dont les nerfs périphériques ont été atteints. Pour qu'il y ait névralgie, il faut que la douleur réside dans un tronc nerveux et qu'elle suive les principales ramifications. Un des signes caractéristiques de la névralgie, c'est que la douleur s'exaspère de temps en temps, et qu'en général elle est diminuée par la pression.

Les névralgies sont tantôt de légères affections qui peuvent cesser en quelques jours, tantôt des maladies graves qui durent pendant des mois et des années. Dans le dernier cas la nutrition se trouble, les malades maigrissent, il peut même survenir une paralysie et l'atrophie des parties. La douleur peut devenir si intense qu'elle donne lieu à des convulsions des muscles.

Ces maladies proviennent quelquefois de la lésion directe d'un nerf (une piqûre par exemple), ou de corps étrangers, de tumeurs, de veines gonflées etc. qui exercent une pression sur le tronc nerveux; elles peuvent être la suite de refroidissements (névralgies rhumatismales), de certains vices des humeurs (n. arthritiques, syphilitiques etc.) ou d'un sang appauvri qui n'alimente pas suffisemment le système nerveux (n. par anémie); enfin il y a des cas ou l'on ne trouve d'autre cause qu'un éréthisme très prononcé (n. hystériques).

Il est clair que les eaux de Schlangenbad ne sont pas indiquées dans ces névralgies qui sont causées par des tumeurs, ou qui sont la suite d'une goutte invétérée ou d'un grand appauvrissement de sang, à moins que l'emploi de toute autre eau minérale n'ait été contre-indiqué pour une raison quelconque. Mais nos eaux conviennent particulièrement dans les cas qui résultent d'un éréthisme nerveux, d'un léger degré d'anémie, et dans ceux qui tiennent à une irritation des ovaires et de la matrice. J'ai pu constater leur bon effet dans les névralgies de la face, dans la migraine, dans les névralgies sciatiques et intercostales. Le résultat de nos bains est quelquefois nul pendant la cure, mais il se manifeste plus tard d'une manière satisfaisante. Pour la migraine, si toutefois elle ne provient pas des organes de l'abdomen, je ne connais pas de moyen qui m'inspire plus de confiance que l'emploi de nos bains, combiné avec l'usage interne d'une eau dissolvante ou fortifiante selon les circonstances. Quoiqu'il soit rare qu'on obtienne une guérison complète, j'ai cependant pu me convaincre que la frequence et l'intensité des accès diminuent considérablement.

Dans les douleurs névralgiques qui dépendent d'une irritation de la moëlle épinière ou des nerfs spinaux (rachialgie, irritation spinale), l'usage de nos eaux précédera avec un très grand avantage celui des bains froids ou ferrugineux. Une cure de lait ou de petit-lait pourra seconder le bon effet des bains.

Ne voulant pas citer ici toutes les névralgies, pour lesquelles Schlangenbad a obtenu des succès, j'ajouterai seulement que l'un ou l'autre traitement peut-être combiné avec la cure des bains. J'ai souvent employé avec profit les injections sous-cutanées.

3° C r a m p e s   e t   c o n v u l s i o n s, ces mouvements involontaires des muscles, avec alternatives de contraction et de relâchement. Même les muscles les plus soustraits aux influences de la volonté (le cœur, la membrane musculaire de l'estomac et des intestins) peuvent être pris de convulsions violentes. Dans ce genre de maladies (crampes de poitrine et du cœur, crampes d'estomac, coliques spasmodiques etc.) les bains de Schlangenbad sont connus pour leurs bons résultats. Ils sont spécialement indiqués dans les crampes et convulsions qui se manifestent chez les personnes hystériques. Il n'existe presque aucune espèce parmi tous ces mouvements, souvent bizarres, du tronc ou des membres qu'on ne puisse observer à Schlangenbad pendant le cours d'une saison. Le résultat de nos cures est en général des plus satisfaisants.

La c h o r é e (caractérisée par des mouvements désordonnés du corps ou de certaines parties du corps) a été quelquefois guérie chez nous, mais j'avoue que dans un plus grand nombre de cas la cure n'a pas eu de succès évident.

4° H y s t é r i e (a f f e c t i o n   v a p o r e u s e,   v a p e u r s,   m a u x   d e   n e r f s). J'ai déjà dit que Schlangenbad est avantageux contre les névralgies et les crampes hystériques. Mais aussi pour l'ensemble des phénomènes nerveux qui constituent l'hystérie, nos bains jouissent d'une grande réputation. L'hystérie est une maladie plus facile à réconnaître qu'à définir. Elle présente une multiplicité de symptômes qui a fait dire au célèbre professeur A n d r a l qu'on peut la considérer comme un abrégé de toutes les névroses. En effet, les symptômes de l'état nerveux, les crampes et le convulsions, les névralgies etc. se retrouvent dans l'hystérie qui présente néanmoins quelque chose de particulier. Beaucoup de médecins lui ont donné l'épithète de protéiforme à cause de l'inconstance et de la mobilité des symptômes qui la caractérisent. Aujourd'hui c'est un organe qui est souffrant, demain c'en est un autre. Aussi les phénomènes les plus opposés s'observent et peuvent se succéder avec rapidité. La sensibilité, par exemple, est en général très exaltée (hyperesthésie), mais on rencontre des cas où elle est diminuée ou abolie (anesthésie). Le système musculaire est tantôt — et c'est le cas le plus fréquent — le siège de mouvements convulsifs énergiques, tantôt de paralysies dans telle ou telle partie. Douleurs et crampes de toute espèce, convulsions partielles ou générales, palpitations, étouffements, des pleurs ou des rires sans motif, voilà les symptômes les plus fréquents de cette maladie. Ce qui est encore caractéristique, c'est un exacerbation des phénomènes à l'approche des menstrues, et la sécrétion d'une urine très claire.

Quoique l'hystérie frappe presque exclusivement les femmes, je vois cependant chaque année des hommes qui en sont atteints. Parmi les causes de cette maladie il faut citer une certaine prédominance du tempérament nerveux, une fausse éducation [1]), les excès de tout genre, les pertes débilitantes les passions violentes. Souvent aussi ce sont des lésions organiques, surtout celles des ovaires et de la matrice (engorgements, déplacements etc.).

L'hystérie peut se guérir ou peut braver chaque traitement pendant beaucoup d'années. Il est rare qu'elle se prolonge au delà de l'âge critique. Il est encore plus rare qu'une attaque hystérique se termine par la mort. Dans des milliers de cas je ne l'ai vu qu'une seule fois.

Chaque année les cas d'hystérie les plus nombreux et les plus intéressants se rencontrent à nos thermes. Il ne faut pas en conclure qu'ils soient un spécifique contre cette maladie. Plus d'une malade hystérique, espérant se débarrasser de son mal par 21 ou 24 bains, pris à la hâte, s'est trouvée déçue

---

[1]) Si votre fille lit des romans à dix ans, elle aura des vapeurs à vingt.

dans son attente. Mais un séjour à Schlangenbad fournit de précieux moyens dont le médecin saura profiter pour soustraire ses malades à toute influence excitante, pour réparer les désordres de l'hématose, pour combattre l'exagération de l'action nerveuse et certaines irritations locales, surtout celles de la matrice. Il va sans dire que les moyens hygiéniques, surtout les exercices du corps, ne doivent pas être négligés, et que les malades doivent seconder les efforts du médecin. C'est à ce point de vue qu'il faut considérer l'efficacité de nos eaux. La cure doit être d'une longue durée, et dans la plupart des cas il faut la réitérer.

Schlangenbad est tout particulièrement indiqué dans les cas d'hystérie où les bains de mer et les bains férrugineux sont contre-indiqués, soit par une grande irritabilité du système nerveux, soit par une constitution pléthorique, soit par la coexistence d'une maladie du cœur ou des poumons. Les malades qui ne supportent plus aucun traitement, si ce n'est celui de l'homéopathie, peuvent encore se promettre des bienfaits d'une cure à Schlangenbad.

5⁰ Hypochondrie. Cette maladie a cela de commun avec l'hystérie, que l'une et l'autre ont leur point de départ dans une exagération de la sensibilité. Mais dans l'hypochondrie l'irritation des nerfs sensitifs ne se transmet pas aussi facilement sur les nerfs moteurs que dans l'hystérie, elle est plus fixe et permanente. Les hypochondres sont, pour me servir des mots d'un célèbre médecin, »des virtuoses sur la corde sensible«. Ces malades ressentent les divers actes physiologiques (circulation, digestion etc.) dont l'homme bien portant n'a pas connaissance. De ces sensations, parfois douloureuses, il résulte que le malade suppose des maladies qu'il n'a pas, ou exagère celles qu'il a.

L'hypochondrie est tantôt une maladie purement nerveuse, tantôt elle dépend d'une altération de l'estomac ou des intestins.

Les travaux intellectuels, les veilles prolongées, le changement subit de certaines habitudes etc. y prédisposent.

J'ai souvent constaté en cas d'hypochondrie l'heureuse influence d'une cure à Schlangenbad. Nos eaux sont surtout utiles, si les causes morbides ont attaqué directement le système nerveux, et s'il n'existe pas quelque altération organique d'importance. L'effet des bains doit être secondé par l'usage interne de l'eau thermale, du petit-lait, des sucs d'herbes etc. Plus tard une cure d'eaux ferrugineuses sera préscrite avec avantage.

II. Maladies de l'appareil circulatoire.

Nos eaux en régularisant la circulation et en tempérant un mouvement trop impétueux du sang, se montrent efficacès dans les états morbides suivants:

1° Dans une exagération de l'activité du cœur, qui se manifeste par des mouvements trop accélérés et trop énergiques (palpitations). Cette affection n'est pas toujours la suite d'une lésion organique, elle peut se développer sous l'influence d'une névrose, d'un trouble dans la circulation, d'un état de pléthore etc. L'effet de nos eaux est souvent remarquable, même dans les cas qui dépendent d'une altération organique, par exemple d'un épaississement du cœur (hypertrophie).

2° Dans cette agitation du sang (orgasme) si fréquente chez les jeunes sujets des deux sexes, qui, sans être précisément une maladie, peut donner lieu à des congestions plus ou moins dangereuses. Ces individus se distinguent par un teint animé, par une élocution rapide, par la vivacité de leurs mouvements et par une grande disposition aux émotions vives. Nos bains, pris à une température peu élevée, et l'usage d'une eau minérale rafraîchissante auront le meilleur effet. Ils sont de même très utiles dans ces échauffements qui accompagnent parfois la cessation des menstrues.

3° Dans les états de congestion et d'inflammation chronique, surtout lorsqu'ils sont en rapport avec une altération des fonctions nerveuses.

a) congestions et inflammations chroniques des organes contenus dans la cavité du bassin. Ces maladies se caractérisent en général par la violence des douleurs et des spasmes qu'elles provoquent. Je citerai entr'-autres les affections hémorrhoïdales, les catarrhes de la vessie et les douleurs qui sont causées par les graviers urinaires. Dans ces maladies nos eaux peuvent rendre de bons services, mais leur supériorité est surtout démontrée dans le traitement des douleurs qui précèdent ou accompagnent les époques menstruelles (dysménorrhée). Heyfelder, un observateur impartial, dit que Schlangenbad semble fait exprès pour les malades atteintes de cette affection. Pourtant, lorqu'il ajoute: »Aucune médication ne produit l'effet désiré; nuls bains ne procurent de soulagement, ni les bains salés ni les bains de mer tant vantés; il n'y a de salut qu'aux thermes indifférents, au premier rang desquels je place Schlangenbad« je crois que cet auteur s'est prononcé d'une manière trop absolue. Car nous distinguons plusieurs espèces de cette maladie et ce n'est pas le même moyen qui saurait convenir à tous les cas et à tous les individus indistinctement. Nous observons d'abord la dysménorrhée nerveuse qui atteint particulièrement les femmes d'une organisation très sensible et délicate. Les douleurs à l'abdomen, aux reins et aux cuisses peuvent atteindre chez elles un degré d'intensité extraordinaire, il peut s'y joindre des spasmes et des névralgies dans d'autres organes, souffrances qui quelquefois ne durent qu'un jour, quelquefois persistent pendant tout le temps des règles. Nous distinguons ensuite la dysménorrhée congestive, dans laquelle les règles sont précédées de tous les symptômes d'une violente congestion des organes du bassin (tension, chaleur, pesanteur, douleurs lombaires); il y a en même temps congestions à la tête, battements de cœur etc.

Ces symptômes diminuent ou cessent aussitôt que les règles commencent à couler abondamment. Enfin dans la troisième espèce de cette maladie, c'est un obstacle mécanique qui s'oppose au libre écoulement du sang et qui donne lieu à de véritables coliques utérines. Pour les dysménorrhées nerveuses et congestives les eaux de Schlangenbad sont également indiquées; dans la dysménorrhée mécanique elles peuvent soulager momentanément, mais ce n'est qu'un traitement local (au moyen de sondes dilatatrices, ou d'un débridement etc.) qui puisse guérir les malades.

Dans les cas où les règles sont en retard ou supprimées, nos bains peuvent être employés avec succès. Je cite particulièrement ces cas qui se rencontrent sur les sujets irritables, et qui sont compliqués de désordres nerveux (névralgies, convulsions, chorée, même somnambulisme).

Certains écoulements chez les femmes (catarrhes du vagin et de la matrice) entretenus par un état congestif ou inflammatoire chronique, s'améliorent on guérissent sous l'influence de nos eaux. Surtout s'il existe une extrême sensibilité de la muqueuse (hyperesthésie du vagin) et un éréthisme général, de tels malades se trouveront bien mieux de Schlangenbad que des eaux ferrugineuses. Par contre ces dernières seront indiquées s'il y a torpeur et relaxation des muqueuses.

Dans les inflammations chroniques des ovaires et de la matrice, pourvu qu'il n'y ait pas d'engorgement considérable, Schlangenbad compte beaucoup de succès. L'emploi d'un balneo-speculum, les injections, les douches seconderont le bon effet des bains. Un examen exact fait souvent découvrir quelque lésion de la matrice (érosion, ulcération, flexion etc.) qui entretient la congestion de cet organe. Dans ce cas il sera éminemment utile d'associer un traitement spécial à la cure des bains.

Les symptômes de l'hystérie prennent souvent naissance

dans l'un ou l'autre de ces états morbides des organes genitaux que je viens de mentionner. D'un autre côté les accès hystériques déterminent des irritations locales qui peuvent devenir un élément puissant d'altération organique de la matrice, et qui par conséquent doivent être combattues à temps. Sous ce rapport j'ai reconnu de grands avantages à nos bains.

Quelques auteurs ont indiqué Schlangenbad pour différentes incommodités de la grossesse. Je ne suis pas d'un avis contraire, mais je ferai observer que dans cet état la cure exige de grands ménagements, et que j'ai vu survenir plus d'un avortement faute d'avoir pris les précautions nécessaires. Je dois donc avertir toutes les femmes qui sont enceintes, de ne point prendre les bains sans s'être mises sous la direction d'un médecin.

b) Dans les congestions et inflammations chroniques des organes de l'abdomen. J'ai surtout obtenu des résultats très satisfaisants dans la néphrite chronique (inflammation des reins), dans les catarrhes chroniques de l'estomac et des intestins. Quelques anciens auteurs ont fait l'éloge de nos eaux employées contre les inflammations latentes du foie et contre celles des glandes mésentériques; ces dernières s'observent assez souvent chez les enfants scrofuleux et peuvent conduire à la phthisie.

c) Dans les congestions sanguines qui favorisent le développement et la dégénération des tubercules pulmonaires. Le lecteur saura peut-être que les tubercules (ces petits corpuscules d'un blanc jaunâtre qui siègent ordinairement au sommet du poumon) ont une tendance particulière à se ramollir et à produire une ulcération du parenchyme pulmonaire (phthisie pulmon.). Or, aussi longtemps que les tubercules restent durs (à l'état de crudité), le malade peut jouir d'une assez bonne santé. Il est donc de la dernière importance d'éloigner toute irritation qui peut favoriser le ramollissement. La moindre phlegmasie bronchique, la moindre congestion pulmonaire, peu importante chez tout autre, ne doit pas être negligée chez les tuberculeux qui malheureusement y sont prédisposés. Anciennement on avait recours dans ces circonstances aux émissions sanguines, mais les résultats qu'on en obtenait étaient peu encourageants. Un traitement doux, sans cependant qu'il soit débilitant, est le seul qui convienne aux malades. Il faut calmer l'excitation du système nerveux et vasculaire, favoriser une distribution égale du sang, nourrir modérément les malades et leur épargner toutes les émotions vives. Sous ce rapport un séjour à Schlangenbad au milieu des bois, la vie calme qu'on y mène, un exercice proportionné aux forces dans cet air pur, l'usage du lait de chèvre ou du lait d'ânesse (plus facilement digéré) ou bien une cure de petit-lait peuvent rendre des services réels. L'emploi des bains demande une grande circonspection, quelquefois les demi-bains sont les seuls permis.

C'est surtout Fenner qui a vanté les eaux de Schlangenbad contre les affections tuberculeuses, et j'ai soigné moimême différentes personnes ayant des prédispositions prononcées et héréditaires à la phthisie pulmonaire, qui, par une cure régulière de petit-lait faite à Schlangenbad et par l'usage des bains, se sont maintenues pendant de longues années dans un état de bien-être étonnant.

d) Dans les congestions de la moëlle épinière et de ses enveloppes. Elles se rencontrent parfois dans la rachialgie (de laquelle j'ai parlé plus haut), d'autrefois elles sont la cause de certaines faiblesses dans les membres et peuvent produire la paralysie. Dans ces cas j'ai souvent obtenu les meilleurs effets de nos eaux. Par contre, je suis obligé de dire que les paralysies qui dépendent d'une véritable lésion de structure de la moëlle (ramollissemant, atrophie etc.) n'ont pas chez nous la moindre chance de guérison.

III. Maladies de la peau.

De tout temps les eaux de Schlangenbad ont été préconisées non seulement comme un cosmétique, mais bien aussi comme un moyen thérapeutique dans les différentes maladies de la peau. Il y a sans doute exagération dans les éloges qu'on leur a prodigués, mais en faisant la part de l'exagération assez de faits témoignent encore de leur efficacité. D'après ce que j'ai pu constater moi-même, nos eaux sont propres à guérir les affections légères de la peau, mais elles ne sont pas assez actives pour guérir les affections rebelles et invéterées. Néanmoins, elles peuvent rendre d'excellents services en diminuant l'irritabilité anormale de la peau, en calmant le travail de congestion qui se fait dans le tissu cutané, enfin en ramollissant et dissolvant les produits morbides qui se sont formés. On pourra donc s'en servir, soit pour préparer, soit pour compléter un traitement spécial. Une cure de petit-lait sera souvent avantageusement associée à la cure des bains.

L'expérience a démontré que les bains de Schlangenbad :

1° Conservent et embellissent la peau. Non seulement ils entretiennent et augmentent l'éclat, la douceur et la blancheur de la peau, mais encore, lorsqu'elle est trop dure et inerte par défaut de soins, par suite des effets de l'âge ou de certaines maladies qui ont entravé ses fonctions, nos thermes peuvent lui rendre en partie ses qualités primitives. Ce sont ces propriétés qui leur ont acquis la réputation de conserver et de rendre la fraîcheur de la jeunesse. Je vois ici le sourire ironique de plus d'un lecteur ; cependant, sans en appeler au témoignage de plusieurs autorités [1]), je préfère m'en rapporter à celui de mes aimables

[1]) Thilenius affirme avec son énergie accoutumée que Schlangenbad est le meilleur remède conservatif pour les dames.

baigneuses qui, par de fréquentes relations avec notre naïade, ont su conserver leur jeunesse et leur beauté.

Les eaux de Schlangenbad sont encore utiles:

2° Dans les altérations de la peau qui proviennent d'une production épidermique exagérée (durillons, cors aux pieds); même l'ichtyose peut se guérir ici, comme le fait voir une observation de Heyfelder, qui sous ce rapport place Schlangenbad au premier rang. Sa réputation n'est pas moindre dans la dartre furfuracée (pityriasis) et dans la dartre squammeuse (psoriasis). Dans la première, plus fréquente chez les femmes, la peau est rude et couverte de petites lamelles blanchâtres (farines). Dans la seconde, la peau se couvre de plaques, qui offrent des surfaces rouges, recouvertes de squames blanches plus ou moins épaisses; c'est une affection des plus rebelles. Il est vrai que j'ai vu guérir les cas de psoriasis les plus opiniâtres sous l'influence de nos bains, mais je dois ajouter qu'à leur usage j'ai presque toujours associé un traitement spécial qui n'a pas empêché que des récidives aient eu lieu tôt ou tard. Ces malades sont cependant contents d'être guéris pour quelque temps et réitèrent la cure à des époques plus ou moins rapprochées.

3° Dans les prurits de la peau, avec ou sans changement appréciable de texture (pruritus et prurigo). Soit que ces affections tiennent à une maladie de la peau elle-même, soit qu'elles proviennent d'une certaine acreté du sang, coincidant avec des troubles dans les sécretions urinaires, avec des désordres menstruels ou hémorrhoïdals etc., Schlangenbad est un des meilleurs moyens thérapeutiques à leur opposer, moyen qui combat aussi bien les conditions morbides locales que les désordres généraux. Si la guérison radicale des malades n'est pas à obtenir, du moins ils seront notablement soulagés. Dans le prurit des parties génitales, ce mal insupportable qui peut pousser les malades au désespoir, l'emploi de nos bains se recommande tout particulièrement.

4⁰ Dans les obstructions et inflammations des follicules sébacés (comedones et acne). L'acne, cette affection qui attaque de préférence les personnes jeunes, est caractérisé par une éruption de boutons durs, plus ou moins volumineux, enflammés et tendant à la suppuration. Leur siège ordinaire est la face, le dos et les épaules. Il y a une variété de l'acne, dans laquelle l'inflammation des follicules est plus permanente et accompagnée d'une dilatation des ramuscules vasculaires — l'acne rosacea ou couperose. Le front, les joues et surtout le nez, où siège particulièrement la couperose, deviennent quelquefois d'une couleur violacée et présentent en outre des aspérités plus ou moins considérables. Abstraction faite des cas qui resultent d'un abus de boissons alcooliques, la couperose affecte assez souvent les femmes qui souffrent de désordres menstruels, et surtout celles qui sont dans l'époque climactérique.

Dans l'acne simple comme dans l'acne rosacea l'usage de nos eaux a été plus d'une fois couronné de succès.

5⁰ Dans les dartres humides (eczèmes chroniques), ces maladies si rebelles, nos eaux sont généralement moins utiles que dans les dartres sèches. Cependant, si l'inflammation de la peau est très vive, accompagnée de cuissons et démangeaisons insupportables, et si toute médication irritante est interdite, on peut obtenir de bons résultats de l'emploi de nos bains.

6⁰ Dans la prédisposition aux inflammations érysipélateuses de la peau (érysipèle, urticaire) ou des membranes muqueuses. Les individus avec cette prédisposition souffrent à tout moment de maux de tête, de rhumes, de catarrhes etc.; il y en a qui sont, pour ainsi dire, de véritables baromètres vivants, tant ils sont sensibles au moindre changement qui se fait dans les vents ou dans l'état hygrométrique de l'atmosphère. Pour ces malades, qui ne sont pas tous organisés pour supporter une cure d'eau froide, les eaux de Schlangenbad sont tout à fait appropriées.

En terminant ce qui concerne les maladies de la peau, je ferai encore observer que des ulcères qui ont resisté à beaucoup de traitements se détergent et guérissent fort souvent sous l'influence de nos bains. J'ai même été plusieurs fois consulté par des personnes qui s'alarmaient de la rapidité de leur guérison.

IV. Maladies dyscrasiques.

On entend par dyscrasies ces états morbides qui résultent d'une altération spéciale du sang, soit qu'un principe délétère ait été absorbé, soit que les éléments des secretions diverses (de la bile, de l'urine etc.) aient été retenus dans le sang ou resorbés après leur sécrétion, soit enfin que des substances destinées à l'élimination aient été produites en trop grande quantité. On est quelquefois parvenu à découvrir dans le sang la présence de l'un ou l'autre de ces principes nuisibles, d'autres fois on ne peut que les supposer.

Si telle ou telle dyscrasie a profondément altéré l'ensemble de l'organisme, au point que l'apparence du malade en porte la visible empreinte, on lui donne le nom de cachexie.

Les causes productrices d'une dyscrasie sont très différentes: l'influence d'un air vicié, l'habitation dans des lieux humides, une nourriture insuffisante ou trop succulente, l'abus d'aliments gras, fumés et salés, l'usage de vins généreux et des liqueurs fortes, les travaux intellectuels opiniâtres, les passions violentes, et avant tout les chagrins concentrés.

Le traitement de ces maladies est des plus difficiles. De nos jours on s'adresse avec prédilection aux moyens curatifs simples, déjà préférés par les grandes autorités des temps anciens. Hippocrate enseigne aux médecins, qu'ils doivent employer les médications les moins actives dans les maladies qu'ils comprennent le moins [1]. Un médecin de notre temps a fait la remarque suivante: »Pour combattre une dyscrasie ou une cachexie (vita valetudinaria), il ne faut jamais employer de ces moyens énergiques qui peuvent produire des troubles violents et quelquefois dangereux dans l'économie tout entière. Au contraire les moyens simples, qui se mélangent avec les sucs nutritifs, sont les meilleurs, tels que les eaux minérales légèrement gazeuses, les jus d'herbes, le petit-lait etc.«

Loin de vouloir conclure de l'opinion de ce médecin expérimenté, que les eaux de Schlangenbad conviennent dans toutes les dyscrasies invétérées, je les recommande seulement pour les cas qui n'admettent aucune médication plus active, parceque l'organisation du malade est trop délicate ou qu'il existe une excitation considérable dans les systèmes vasculaire et nerveux, ou bien parceque la constitution a été affaiblie par une longue maladie ou par un abus de médicaments. C'est alors que nos bains, l'usage interne de l'eau thermale ou du petit-lait, l'abstention complète de toute médication, un genre de vie approprié etc. peuvent produire de si bons résultats que j'en ai été quelquefois étonné.

C'est ici le cas de faire mention des heureux effets de Schlangenbad dans les convalescences lentes. Il n'est pas rare que des personnes qui ont été atteintes d'une fièvre typhoide, d'une maladie inflammatoire etc. ou d'autres qui ont subi de graves opérations, conservent encore un état de langueur, même de marasme qui résiste à tous les remèdes roboratifs. Dans ces cas l'air et les bains de Schlangenbad sont un excellent moyen réparateur. Ce qui est resté de l'irritation nerveuse et vasculaire disparait; le sommeil, l'appétit

---

[1]) »In morbis, quos quis minime cognoscit, medicamentum minime vehemens exhibendum«.

et les forces se retrouvent, même la résorption des résidus de certains épanchements s'opère plus promptement. Aussi de grandes autorités ont elles reconnu, que souvent les eaux indifférentes favorisent la résorption beaucoup mieux que l'iode et le mercure.

Pour en revenir aux dyscrasies, c'est surtout à leur début qu'une cure à Schlangenbad peut-être suivie du meilleur succès. Quand viendra donc le temps pour nous autres médecins où l'on demandera nos conseils plutôt pour prévenir une maladie que pour la guérir, où l'on nous évitera le triste aveu de l'impuissance de notre art contre une affection morbide parvenue à son dernier développement en nous mettant à même d'observer ses premiers germes? Avouons franchement l'impossibilité de guérir des dyscrasies invétérées, tâchons de pénétrer le public de cette vérité, montrons lui où se trouve pour le médecin la plus belle sphère d'activité; et peut-être qu'avec le temps notre tâche sera moins ingrate.

Les symptômes qui annoncent le début d'une maladie des humeurs trompent parfois un observateur superficiel, mais elles n'échapperont pas à un œil exercé. Un certain malaise physique et moral, une irritabilité inaccoutumée, des douleurs ambulantes assez semblables aux douleurs rhumatismales, des troubles dans la digestion et dans les fonctions de la peau, tels sont quelques-uns de ces indices, fournis par une prédisposition héréditaire ou acquise. Soit que le mal se borne encore à la sphère nerveuse, soit que des produits anormaux se soient déjà formés dans la masse des humeurs, il est certain qu'un changement complet d'habitudes, un genre de vie différent, l'influence de l'air vivifiant des montagnes, le charme d'une belle contrée, l'usage de bains doux etc. sont autant de conditions qui peuvent avantageusement modifier l'état du malade, en détruisant les causes sous l'influence desquelles la constitution s'est délabrée. Par contre, l'emploi trop précipité des eaux fortement altérantes n'est pas sans quelques dangers. Le professeur Vogt dit à ce sujet: Beaucoup de ces malades reviennent d'une cure d'eau froide ou d'une source minérale très active ayant enfin une maladie certaine et clairement prononcée; ces malheureux nourrissent alors le fol espoir que leur maladie étant bien connue la guérison en sera désormais facile«.

Les diverses conditions morbides dont je viens de parler peuvent être regardées comme le terrain sur lequel germe la dyscrasie rhumatismale, goutteuse, scrofuleuse et tuberculeuse. La dernière surtout doit fixer notre attention. Autant nos efforts pour combattre une tuberculisation confirmée sont ingrats, autant ils sont fructueux, quand il n'existe que les premiers symptômes qui indiquent la disposition morbide. Il est vrai qu'une cure de quelques semaines ne suffit pas dans ces circonstances. Un régime approprié dans le sens le plus étendu de ce mot, et je comprends par là aussi un exercice convenable, propre à fortifier tous les organes et surtout celui qui est menacé, le poumon [1]), un tel regime, dis-je, doit concourir à l'effet des eaux et être continué pendant des années, si l'on veut obtenir un résultat sérieux (transformation complète de la vie végétative) et éviter les dangers d'un dépôt tuberculeux dans des organes importants.

Le médecin saura décider quels sont les cas d'affection tuberculeuse ou scrofuleuse où il convient d'employer une eau saline, et ceux où il faut une eau minérale du genre de celle de Schlangenbad. Je recommande nos thermes pour les constitutions florides et pour les cas qui accusent un éréthisme prononcé. Ici encore le petit-lait est parfaitement indiqué.

Il me reste à dire quelques mots sur plusieurs dyscrasies, qu'on range d'ordinaire parmi celles où l'acide urique se trouve en excès dans le sang:

---

[1]) On sait que les exercices gymnastiques, faits avec discernement et méthode, influent sur l'élargissement du thorax.

1⁰ La goutte et les rhumatismes. Dans les cas légers qui sont moins le résultat d'une disposition héréditaire que d'un trouble des fonctions de la peau, dans d'autres qui sont accompagnés d'une grande nervosité, les eaux de Schlangenbad sont employées avec succès; elles peuvent même réussir dans des cas invétérés, si des eaux plus actives ont aggravé le mal. Comme Fenner, j'ai vu guérir ici des gouttes rebelles qui s'étaient aggravées sous l'influence des eaux de Wiesbade. Ces cas, rares en vérité, se rangent évidemment dans la catégorie de ceux dont j'ai parlé précédemment.

2⁰ Les hémorrhoïdes. J'ai déjà fait mention de l'efficacité de nos eaux contre les congestions hémorrhoïdales douloureuses. Je ferai encore remarquer le parti avantageux qu'on peut en tirer dans ce groupe de symptômes qu'on appelle molimen hémorrhoïdal, surtout lorsqu'il est accompagné de crampes (vomissements spasmodiques, jaunisse spasmodique etc.). Nos bains conviennent particulièrement aux personnes qui ont la fibre sèche et tendue. Il faudra associer au traitement une boisson d'eau minérale dissolvante, comme celle de Kissingen par exemple.

Dans le flux hémorrhoïdal passif nos eaux sont contre-indiquées.

3⁰ La gravelle. Des médecins anciens et modernes ont observé que les graveleux se trouvent bien des eaux de Schlangenbad. Les graviers, formés dans les reins ou la vessie, sont évacués plus facilement, les douleurs et les crampes diminuent, la phlegmasie des reins ou de l'uretère peut-être prévenue. Pour ajouter à l'effet des bains, les malades doivent prendre abondamment de l'eau thermale ou de l'eau d'Ems. Toutefois nos eaux ne sont pas assez efficaces contre cette maladie pour pouvoir être considérées comme un moyen radical.

V. Maladies par augmentation de cohésion des organes.

Telles sont:

1° Les infirmités de l'âge. J'entends par là ce desséchement et cette raideur, compagnons inséparables de la vieillesse (marasmus senilis), qui de notre temps sont trop souvent le triste attribut de l'âge viril et même de la jeunesse (marasmus juvenilis). Je ne prétends pas que, par l'emploi de nos eaux, la vie se ranime comme une fleur fanée sous l'influence d'une rosée féconde (comme on l'a dit de certaines sources); cependant il est bien prouvé que Schlangenbad, par ses vertus adoucissantes, par son action apéritive sur les vaisseaux, en dissipant les obstructions humorales et surtout en vivifiant la peau, peut rendre au vieillard une partie de la souplesse et de l'agilité qu'il a perdues. Citons à ce propos ce passage de Heyfelder: »Il n'est aucun moyen dont l'action soit plus bienfaisante, plus rajeunissante pour les vieillards, qui ranime mieux cette flamme près de s'éteindre, qu'une saison à Ems, précédée d'une cure de quelques semaines à Schlangenbad«. Hufeland s'exprime à ce sujet d'une manière analogue; il affirme que nuls bains ne sont aussi capables que ceux de Schlangenbad de conserver les avantages de la jeunesse et de retarder l'arrivée de la vieillesse. J'ai pu constater par mainte expérience la vérité de ces observations.

On ne peut donc pas s'étonner que Schlangenbad compte parmi ses baigneurs assidus beaucoup d'invalides de l'état civil et militaire.

2° La raideur des appareils musculaires et articulaires, suite de blessures, de cicatrisation vicieuse, de fractures et de luxations; de même que la raideur qui provient d'un défaut d'exercice ou de fatigues excessives; enfin certaines contractures de nature goutteuse ou rhumatismale.

CHAPITRE VI.

Mode d'emploi des eaux de Schlangenbad.

Le succès de chaque agent curatif dépend en premier lieu de la manière exacte dont il est employé [1]). Une cure de bains ne fait pas exception à cette règle.

Dans les pages suivantes, je me permettrai de faire quelques observations qui pourront être utiles aux malades et peut-être détruire certains préjugés nuisibles. Toutefois il me serait impossible de préscrire des règles absolues, et voici pourquoi.

Bien des personnes s'imaginent que chaque station de bains a son code particulier auquel il faut se conformer pendant la cure. Chaque année il arrive des malades qui de prime abord m'adressent cette question: »Comment la cure se fait-elle à Schlangenbad?« Ces personnes, qui sont quelquefois peu disposées à initier le médecin aux détails de leur maladie, sont persuadées que l'emploi des bains est le même pour tous.

Cette opinion est on ne peut plus erronée: car tout en

---

[1]) »Nullum ego cognosco remedium, nisi quod tempestivo usu tale fiat«. Boerhave.

admettant que la plupart des établissements thermaux aient quelques usages traditionnels, plus on moins motivés, je ferai cependant remarquer, que chaque cas de maladie indique un mode spécial dans l'emploi des eaux, mode qui dépend essentiellement de la nature de la maladie, du tempérament, de l'âge et des forces du malade. De même, il peut survenir des circonstances qui exigent des modifications dans le plan du traitement tracé d'avance.

Pour ces raisons je conseillerai à chaque baigneur de se mettre sous la direction d'un médecin, au lieu de prendre pour guide tel ou tel traité hydrologique. Même en voulant admettre que de cette façon le baigneur ait pu se tirer d'affaire, c'est à dire qu'il ait pris les bains et les eaux minérales d'une manière tout à fait convenable, sa cure n'aura cependant pas un succès complet parceque le sentiment de securité manquera. Combien de fois ces personnes qui s'étaient passées des conseils du médecin, m'ont elles fait appeler au moment de leur départ uniquement pour demander si tout avait été bien fait, preuve certaine de doute et d'inquiétude.

Une fois que le malade s'est adressé à un médecin, il fera bien de s'en rapporter entièrement à ses conseils sans faire attention aux remarques de toutes ces personnes qui sont portées à donner des avis. Il serait même à désirer que les malades, surtout les dames nerveuses, choisissent tout autre sujet de conversation que celui qui a rapport à leurs souffrances.

En général une cure préparatoire n'est pas nécessaire pour fair usage de nos eaux. Cependant, le malade qui est envoyé à Schlangenbad ou ailleurs obtiendra des effets plus appréciables, s'il mène quelque temps d'avance une vie simple et s'habitue à l'air en évitant toute espèce de fatigue de corps et d'esprit. Le genre de maladie et les circonstances personnelles décideront sans doute de l'époque qui devra être choisie pour la cure. Je ferai seulement observer que les mois de Juillet et d'Août sont les plus favorables pour les personnes qui souffrent de la goutte et de rhumatismes, tandis que le mois de Juin, la mi-Août et même le mois de Septembre sont souvent préférables pour les malades atteints d'affections nerveuses. C'est un préjugé de croire que le mois de Septembre soit trop avancé dans la saison pour faire une cure à Schlangenbad. Tout au contraire, comme je l'ai dit dans le chapitre I, ce mois se fait généralement remarquer chez nous par un temps beau et constant, et l'agréable fraicheur ainsi que la grande tranquillité qui règnent alors ne peuvent qu'être salutaires aux personnes qui ont les nerfs très irritables.

Tous les malades qui se rendent à Schlangenbad feront bien de se pourvoir de vêtements chauds. Quoique notre climat soit doux et tempéré, les soirées sont parfois fraiches, et chez nous comme partout ailleurs il peut y avoir des jours froids et pluvieux, même en plein été. Beaucoup de personnes ont gâté leur cure faute d'avoir pris les précautions que je viens d'indiquer.

Il est difficile de donner des règles concernant le choix d'un logement. Pour les uns il faut un appartement situé au midi, pour les autres un logement plus au nord. Quelques malades très faibles et très susceptibles au contact de l'air doivent loger dans une maison de bains, précaution qui n'est pas de rigueur pour d'autres. Ceux qui sont seuls, et qui cependant reclament beaucoup de petits soins, se trouveront mieux dans une maison particulière que dans une des maisons domaniales.

Les personnes très nerveuses et craintives, les femmes surtout, ne devraient pas venir seules à nos eaux. Elles peuvent, il est vrai, trouver tôt ou tard une société qui leur convienne, mais cela n'a lieu quelquefois qu'après des semaines passées dans l'ennui, la tristesse et le mal du pays. Sous de telles influences, naturellement, une cure ne peut réussir. D'un autre côté, les personnes gravement souffrantes doivent éviter d'amener trop de monde avec elles, surtout de petits enfants, qui peuvent tomber malades et devenir pour une mère une cause d'inquiétude qui ferait à coup sûr manquer sa cure, comme on l'a vu souvent.

Arrivé au lieu de destination, on ne doit pas trop se presser de commencer la cure. Il y a des personnes qui courent au bain avant d'avoir défait leurs malles; d'autres sont dans un état d'agitation si dans la première heure elles n'ont pu parvenir à parler au médecin. Cette hâte, cette impatience m'ont souvent étonné: car on devrait comprendre qu'après un voyage, plus ou moins fatigant, un ou deux jours de repos sont d'autant plus nécessaires, qu'ils donnent au malade le temps de s'installer et de consulter le médecin en toute tranquillité.

Le malade qui a l'intention de faire une cure à Schlangenbad devrait y mettre ce sérieux et cette bonne volonté que chaque traitement thermal exige. Les personnes qui croient pouvoir se passer de cette exigence (par la raison qu'elles considèrent nos eaux comme innocentes) ont grand tort. Pour obtenir un effet sérieux de nos eaux, il faut que le malade vienne avec la ferme résolution de renoncer à toutes les habitudes nuisibles, et qu'il s'occupe scrupuleusement des moindres détails de sa cure, ayant foi en même temps dans l'efficacité des eaux. J'aimerais que chaque baigneur pût avoir un peu de cette croyance qu'on avait jadis en s'approchant des sources minérales, lorsqu'on les considérait comme des lieux sacrés.

Quant à l'usage interne et externe des eaux, j'ai peu de remarques à faire, comme tout dépend de la specialité des indications.

On boit l'eau thermale le matin à jeun, en se promenant, en doses de 2 jusqu'à 4 verres, à 10 ou 15 minutes d'intervalle. Selon les circonstances on en prend aussi vers le soir et même en se couchant, mais en moins grande quantité.

Le petit-lait se prend le matin entre 6 et 8 heures. La dose varie d'un verre (de 200 grammes) jusqu'à 3, rarement davantage [1]). Quelques malades doivent commencer par la moitié d'un verre et monter à 1, jusqu'à 2 tout au plus. Après le premier verre il faut se promener, et ne prendre le second que lorsque toute pesanteur dans l'estomac aura cessé. Quelques-uns supportent mieux le petit-lait en y ajoutant une cuillerée d'eau de menthe ou un autre aromatique. S'il constipait, ou causait des congestions, il serait bon de le faire précéder d'un verre d'eau de Püllna ou de Hunyadi-János [2]). Si au contraire le petit-lait provoquait des selles liquides, il faudrait le prendre en moindre quantité.

Quoiqu'on prenne ordinairement le petit-lait en plein air, il y a cependant des malades (très faibles ou souffrant de la poitrine) qui feront mieux de le boire dans la chambre ou même au lit; dans ce cas il faut avoir soin que la boisson ne soit pas froide, ni la dose trop grande.

Tous ceux qui prennent l'eau thermale ou le petit-lait peuvent déjeuner une demi-heure ou une heure après le dernier verre.

En ce qui concerne l'usage des bains, il faut se régler sur l'individualité. Les malades ne doivent pas fixer eux-mêmes la durée et la température du bain, ni les varier à volonté; et je suis complètement d'accord avec le professeur Dietl qui condamne ces essais imprudents. »Chaque bain,

---

[1]) Les billets pour le petit-lait se prennent au bureau. Il y en a de 200 grammes et de 100 gr. Ceux-là coûtent 4, ceux-ci 2 gros.

[2]) C'est une eau amère hongroise que je puis recommander beaucoup.

dit-il, qu'il soit chaud ou froid, réclame certaines précautions, à plus forte raison chaque bain d'eau minérale, dont le mode d'action nous est inconnu«. Il n'est donc pas indifférent, comme beaucoup de personnes s'imaginent, que la température du bain ait un degré de plus ou de moins, que la durée soit d'un quart d'heure ou d'une demi-heure etc. Ce serait également une erreur de croire que les bains prolongés soient les seuls efficaces; car tout dépend de la constitution, et pour tel individu un bain de 15 minutes est une aussi grande entreprise que pour tel autre un bain de $^3/_4$ d'heure.

Généralement on se baigne une on deux heures après le déjeuner, parceque la plupart les baigneurs prennent à jeun une cure quelconque et seraient trop longtemps privés de nourriture, s'ils se baignaient avant le déjeuner. De plus, les personnes qui souffrent des nerfs — et elles composent la majorité de notre public — sont abattues et affaiblies le matin, et ne supporteraient pas les bains pris de si bonne heure. Il y en a même qui, pour ainsi dire, ne commencent à vivre que l'après-midi, et qui ne peuvent se baigner qu'alors. Les personnes fortes, au contraire, feront souvent mieux de prendre leurs bains à jeun et les eaux ensuite [1]).

La durée d'un bain est de 10 minutes à $^3/_4$ d'heure et rarement davantage. Pour les personnes très delicates et très irritables 10 à 20 minutes tout au plus suffisent. Par contre si les bains doivent agir par leurs vertus émollientes et dissolvantes, dans les raideurs des articulations, dans les rhumatismes chroniques, dans les maladies de la peau etc., il faut en prolonger la durée. Dans ces cas les malades, au

---

[1]) L'étranger fera bien de se mettre en rapport avec le maître de bain, dès son arrivée, pour s'arranger avec lui sur l'heure qu'il désire avoir. Une fois l'heure fixée il doit s'y conformer strictement.

bout de peu de jours, pourront rester dans l'eau pendant $^3/_4$ d'heure et même davantage. Ordinairement on ne doit prendre qu'un seul bain par jour, excepté dans certaines maladies de la peau où deux bains peuvent produire un bon effet. Si au contraire il s'agit d'une excessive irritabilité nerveuse, on ne doit se baigner que tous les deux jours, au moins pendant le premier temps de la cure.

La température des bains varie de la chaleur naturelle de nos eaux jusqu'à celle de 29 et 30 ° R. Mais pour la plupart des cas la température de 25 à 27 ° R. est la plus convenable. Si le baigneur, en entrant dans l'eau, éprouve tout d'abord la sensation d'une agréable chaleur, il peut toujours supposer, que son bain est trop chaud.

S'il s'agit de calmer une surexcitation des nerfs, le malade doit se tenir tranquille dans son bain; mais il se donnera du mouvement, s'il faut dissiper des stases, rendre la souplesse à des parties devenues raides ou augmenter la vitalité de la peau [1]). Les personnes qui ont une tendance aux congestions cérébrales peuvent appliquer à la tête une serviette mouillée d'eau froide. Dans certaines affections de la poitrine et du cœur on fait bien de ne prendre que des demi-bains, c'est à dire de ne faire monter l'eau que jusqu'au creux de l'estomac.

Il vaut mieux ne pas se servir d'un manteau de bain.

Quant à la règle à suivre après le bain, elle varie selon les personnes. Il est interdit de se fatiguer, soit d'esprit ou de corps. Cependant une courte promenade est salutaire aux malades qui ont assez de forces. Aux personnes très faibles un court sommeil est non seulement permis, mais même

---

[1]) Beaucoup de malades comprennent difficilement qu'il n'existe pas de règle absolue sur ce point. Il est vrai que dans la plupart des cas il vaut mieux se tenir tranquille dans le bain.

ordonné. Il y a des cas particuliers, où il faut se mettre au lit.

Il faut discontinuer les bains pendant les époques menstruelles; cependant certains cas font exception à cette règle, cas que le médecin seul peut préciser.

Chaque baigneur doit faire attention de ne pas prendre froid. On pèche beaucoup contre cette règle en restant le soir trop longtemps assis en plein air, en étant vêtu trop légèrement et en rentrant trop tard d'une partie de plaisir.

On fait usage de notre eau thermale non seulement en bains entiers et locaux (bains de mains, bains de pieds, bains de siège[1]) etc.), mais aussi en fomentations, injections et en douches. Les dernières ne sont pas aussi fréquemment employées chez nous qu'ailleurs. Les douches verticales en forme de pluie sont plus souvent indiquées que celles en colonne, ce qui sera compris par ceux qui connaissent la nature des états morbides qu'on traite à Schlangenbad. Cependant on fait souvent usage des douches pour le vagin et la matrice.

Quant à la diète que les malades doivent observer à Schlangenbad, il est difficile d'en rien dire d'une manière générale. Ceux qui ne font qu'une cure de bains n'ont d'autre régime à suivre que celui qui est indiqué par leur constitution ou leur état de maladie. Pour les sujets forts et sanguins par exemple, une nourriture végétale sera préférable, tandis qu'il faudra une nourriture animale aux personnes faibles et anémiques. Mais les malades qui prennent une eau minérale ou du petit-lait, ont plus de ménagements à garder, dont le plus important est de ne manger que modérément aux repas: car un estomac surchargé présente plus de danger qu'un mets défendu. Il est d'autant plus impor-

---

[1]) On trouve des bains de siège dans presque toutes les maisons.

tant de se souvenir de cette règle, que l'exercice et l'air des montagnes excitent considérablement l'appétit.

Il est généralement permis de prendre pour déjeuner du café au lait, du thé, du cacao, du bouillon avec du pain blanc, des biscuits, selon les circonstances même un peu de beurre et un œuf à la coque. Le dîner peut être composé d'une bonne soupe, de bœuf, d'un légume avec quelque léger hors d'œuvre, d'un rôti (veau, mouton, poulet, gibier) et d'une compote. Bien des personnes peuvent se permettre dans l'après-midi, surtout après une excursion, une tasse de café ou de lait et une beurrée. Le souper doit être pris de bonne heure et être fort simple ; je recommande de donner la préférence à un morceau de viande froide avec une compote. Les personnes accoutumées à une soupe, et ne pouvant s'en passer, peuvent la prendre; elles pourront y ajouter quelques œufs à la coque.

La bière et le vin, pris modérément, sont permis si toutefois ils s'accordent avec la maladie et la constitution.

Les mets vraiment défendus pour quiconque prend une eau minérale ou du petit-lait sont les suivants: toutes les salades, des fruits crus (les fraises font souvent exception), les poissons gras (anguille, saumon, carpe), le porc, les rôtis d'oie et de canard, tous les végétaux qui sont difficiles à digérer ou causent des flatuosités (choux, haricots, lentilles, champignons, concombres, marrons, amandes), les pâtés, les œufs durs, les fromages, les glaces.

Le malade doit se coucher une heure après son souper.

Le baigneur peut se permettre des plaisirs simples, tels que les excursions en voiture, à âne, à pied. De tels exercices lui sont au contraire avantageux. Il doit bien faire la répartition de sa journée, pour que le repos et la solitude, l'exercice et la société remplissent alternativement ses heures. Les excursions un peu longues ne doivent pas se succéder trop rapidement. Schlangenbad a cet avantage qu'on y trouve peu d'occasions de faire des excès. Cependant le voisinage de plusieurs villes, surtout de Wiesbade, n'est pas sans quelque danger. Le baigneur qui prend son bain à la hâte pour aller journellement jouir des plaisirs de Wiesbade et qui peut-être ne rentre qu'à minuit, peut compter que sa cure ne sera pas couronnée de succès.

Une fois la repartition de sa journée faite, le baigneur doit se conformer strictement à cette régularité, cest-à-dire, se lever et se coucher à une heure fixe, et faire de même pour le bain, le repos, la promenade etc. Une méthode aussi sévère présente des avantages qui sont en général trop peu appréciés. Je suis complètement d'accord avec Marcard quand il dit: »Le baigneur doit observer un régime sévère, non seulement dans le boire et le manger, mais dans toute sa manière de vivre; il vaut mieux qu'il soit pédant que trop léger. Celui qui veut recouvrer sa santé doit le vouloir sérieusement; si, au contraire, il flotte sans cesse entre l'utile et le nuisible, on peut dire qu'il aime sa maladie et qu'il manquera son but«.

Un léger travail d'esprit, une lecture agréable etc. sont choses permises; mais chaque baigneur devrait s'abstenir de toute fatigue intellectuelle.

La durée de la cure dépend de la nature et du degré d'intensité de la maladie, de la constitution du malade, de ses cures précédentes, enfin des phénomènes observés pendant l'usage des eaux. Il en résulte d'une part, que la décision à prendre à cet égard doit être le résultat d'un examen exact et consciencieux [1]; d'autre part, que le médecin ne peut pas toujours s'en tenir à la saison réglementaire de 21 à 28 jours. Les maladies nerveuses invétérées ne peuvent

[1]) Il n'y a que trop de malades qui dès le premier instant veulent connaitre la durée de leur cure, et qui réitèrent avec impatience leurs questions à ce sujet.

être guéries au pas de charge. Il y a de ces cas où le médecin doit avoir pleine liberté de prolonger le séjour de son malade, pour qu'il puisse faire interrompre et reprendre la cure selon les circonstances. Dans certaines affections nerveuses d'ancienne date, je n'ai pu obtenir des résultats vraiment heureux que par des cures qui ont duré 2 à 3 mois [1]).

Abstraction faite des cas où le traitement qu'on fait à Schlangenbad n'est que préparatoire pour l'usage des eaux ferrugineuses ou autres, il faut en général continuer la cure jusqu'à la manifestation de symptômes qui prouvent une modification avantageuse de la maladie. Il serait quelquefois imprudent de vouloir forcer la guérison. Dans les maladies chroniques, surtout dans les maladies nerveuses, un faible progrès vers la santé doit souvent être considéré comme un grand avantage, dont il faut se contenter pour le moment. On sait que »le mieux est l'ennemi du bien«. Le médecin peut seul juger quand il est temps de terminer la cure, et si l'on peut s'attendre à l'accomplissement de la guérison par l'action consécutive des eaux; il peut seul aussi décider si l'on devra réitérer la cure l'année suivante.

Je viens de faire mention de l'action consécutive des eaux, quoique je sache fort bien qu'on l'a souvent révoquée

---

[1]) Il nous arrive fréquemment des malades, souffrant d'une ancienne hystérie ou d'une paralysie nerveuse, qui prétendent ne pouvoir rester que 21 jours. Ceux-là auraient mieux fait de ne pas venir du tout. L'usage, ou plutôt l'abus assez général de notre époque, de faire dans un été une véritable campagne de 3 à 4 cures différentes, est souvent cause de la grande hâte des malades. Ils ont fait d'avance la répartition des mois d'été et n'ont pas de jour à perdre pour venir à bout de toutes les stations qu'ils veulent visiter. Le moindre dérangement dans leurs dispositions, l'interruption d'un bain par exemple, les inquiète. On peut s'imaginer quels doivent être les résultats de telles cures.

en doute. Cependant, après une longue expérience, je puis affirmer qu'elle n'est pas illusoire, et j'approuve ce que dit Mr. C. James: »L'action des eaux minérales se continue en effet pendant quelque temps, après qu'on en a interrompu l'usage. Cette action consécutive, qu'on invoque quelquefois, j'en conviens, pour dissimuler des insuccès, n'est souvent au contraire qu'un complément nécessaire de la cure; par suite elle exige une très grande circonspection de la part des malades, ceux-ci n'étant que trop portés à croire qu'avec le dernier verre doit cesser tout régime«.

Après avoir terminé la cure, le malade ferait bien de ne pas retourner de suite dans ses foyers pour y reprendre ses habitudes; il vaudrait mieux qu'il fît un séjour de quelques semaines dans une belle contrée, ou qu'il fît un petit voyage, en menant une vie simple et en évitant tout refroidissement.

Beaucoup de cas de maladie exigent après Schlangenbad une cure complémentaire, soit immédiatement, soit après une intermission plus ou moins longue. Tantôt ce sera une cure de raisins (au bords du Rhin, dans le Palatinat, en Suisse), tantôt ce seront les eaux ferrugineuses, les bains de rivière ou de mer. Souvent aussi Schlangenbad sert de cure complémentaire à Ems, à Schwalbach, à Wiesbade etc., surtout quand l'emploi de ces eaux a produit une certaine saturation de l'économie.

BIBLIOTHEQUE NATIONALE DE FRANCE
3 7531 05429089 6

www.ingramcontent.com/pod-product-compliance
Ingram Content Group UK Ltd.
Pitfield, Milton Keynes, MK11 3LW, UK
UKHW020933180726
13838UKWH00002B/929